U0211249

医院品质管理优秀案例集

主　编：夏志俊　　缪建华

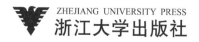

ZHEJIANG UNIVERSITY PRESS
浙江大学出版社

图书在版编目(CIP)数据

医院品质管理优秀案例集/夏志俊,缪建华主编.
—杭州:浙江大学出版社,2020.12
ISBN 978-7-308-20669-3

Ⅰ.①医… Ⅱ.①夏… ②缪… Ⅲ.①医院-管理-案例
—浙江 Ⅳ.①R197.32

中国版本图书馆 CIP 数据核字(2020)第 203326 号

医院品质管理优秀案例集

夏志俊 缪建华 主编

责任编辑	张 鸽	
责任校对	季 峥	
封面设计	续设计-黄晓意	
出版发行	浙江大学出版社	
	(杭州市天目山路 148 号 邮政编码 310007)	
	(网址:http://www.zjupress.com)	
排 版	杭州朝曦图文设计有限公司	
印 刷	浙江省邮电印刷股份有限公司	
开 本	710mm×1000mm 1/16	
印 张	13.25	
字 数	252 千	
版 印 次	2020 年 12 月第 1 版 2020 年 12 月第 1 次印刷	
书 号	ISBN 978-7-308-20669-3	
定 价	68.00 元	

前 言

Preface

　　浙江省医院品管大赛自2015年举办首届以来,每年一次,已连续举办了五届,现已成为浙江省医疗质量管理人员最大的医疗品质改善交流平台。竞赛活动由浙江省医学学术交流管理中心和浙江省医疗质量控制与评价办公室共同举办,也得到了浙江省卫生健康委员会和浙江省质量协会等相关部门和单位的大力支持。

　　浙江省医院品管大赛面向全省各级医疗机构。品质管理改善案例不论采取何种管理工具,只要以PDCA(plan-do-check-act,计划、实施、确认与处置)管理循环为核心精神完成的,均可报名参赛。历经五年的耕耘,与大赛携手的医疗机构已有百余家,报名参赛团队一年比一年多,2019年有120家医院236个团队报名参赛。我们看到品管圈(quality control circle,QCC)、PDCA、5S、6西格玛、根本原因分析法(root cause analysis,RCA)、失效模式与效应分析(failure mode and effect analysis,FMEA)等各种管理工具在医疗质量改善活动中得到了广泛的应用。并且,参赛项目选题多样,涵盖了医疗、护理、医学技术、临床用药、医院感染控制、患者安全、行政管理、后勤保障等医疗服务的全过程。五年来,我们看到,追求深层次的质量改善、打造魅力品质已成为许多医院管理文化的重要组成部分。

　　大多数参赛医院根据年度质量方案,从年初开始由各科组织实施质量改善方案,通常在10月份左右完成。医院在年底进行总结并开展院内的品管比赛,选拔出医院内的优秀案例进行表彰。基于此,我们的品管大赛便安排在每年2月开始报名,让各医院将前两年度(部分案例改善时间跨度比较长)的优秀案例选送展示,通过书面审核(后续或可能增加面谈环节)等程序后,于5月下旬举办现场竞赛。慢慢地,这也就成了惯例。

　　五年来,参加的团队越来越多,所参加项目的内容越来越多元,所改善主题涵盖的范围越来越广,管理工具的运用也越来越娴熟。我们的竞赛机制和竞赛方式也在不断完善,按工具分组、按项目分组、按专业分组、按医院分组以及建立竞赛积分制等都在考虑和完善中,目的是更好地引领和推动全省的医疗质量改善工作,也为推进我省卫生健康事业高质量高水平发展做一点努力。

每次大赛都会涌现出一批优秀的非常值得学习和推广的改善案例,这也是大赛的重要成果之一。为更大限度地发挥品管大赛对医疗质量改善活动的推动作用,扩大比赛成果的应用,在专家和参赛队伍的建议下,我们把 2019 年浙江省医院品管大赛中获奖的部分案例选编成册。这些案例有一定的专业代表性,改善团队都是由有丰富经验的医院质量管理一线人员组成的,管理工具应用熟练,对质量管理过程中面临的一些问题有独到的思考和见解,非常值得借鉴。我们还特别邀请相关专家对每个案例进行点评,让这些案例更趋完善和可参考学习。因此,专家的点评也是本案例集的亮点之一。

由于篇幅所限,本案例集只收录了 2019 年的部分作品,遗珠之憾在所难免。我们计划今后每年都编一本案例集,与大家分享优秀的改善成果。

品质管理之路没有止境,一切有利于质量管理、质量改进、患者安全、医疗绩效的工作,我们都会努力去做。

感谢所有参与本书编写的专家和同仁们,感谢一路同行。

本书编委会

2020 年 6 月 24 日

目　录
Contents

案例一

多团队协作远程心电平台应用改善专案

一、团队介绍

嘉兴市中医医院成立由质管办、心电科、护理部、信息科等跨部门成员组成的改进小组,针对我院2018年4月远程心电平台上线1个月后存在的问题进行分析,讨论改进对策并实施,进行质量改进。

二、选题背景

2017年,我院以患者为中心,利用信息技术再造服务流程,开展"看中医减少跑"改革取得显著成效。2017年4月,我院在全省首推医保(支付宝)移动支付,也成为全市首家启用门诊诊室挂号结算系统的医院,并率先取消人工窗口挂号。2017年6月30日,浙江省贯彻《中华人民共和国中医药法》系列活动暨浙江省中医医疗机构"看中医减少跑"现场会在嘉兴召开,我院向省内近百家医院推广"全环节信息化门诊流程再造"智慧医疗模式。天津市卫计委、湖州市卫计局、温州龙湾区卫计局、嘉善卫计局、平湖卫计局等近10个卫生主管部门带队前来参观交流,新疆乌苏市中医院、浙江省新华医院、台州市中医院等近20家医院前来学习。互联网+中医药发展模式也受到各界媒体关注,中央电视台、中央人民广播电台、中国新闻社、健康报、中国中医药报、健康界等10多家中央及省市媒体来院调研、采访并报道。国家卫计委领导,以及国家中医药管理局医政司、规划司领导等,先后四次来院调研和指导,充分肯定了我院智慧医疗建设成效。推广"看中医减少跑"被写入全国《2018年中医药工作要点》。2018年年初,在全国"中国医院管理创新论坛"上,我院交流分享了智慧医院建设的做法和经验,得到广泛关注和赞誉,并荣获"中国医院管理创新奖"。2018年3月27日,我院在全国中医医政工作会上做"看中医减少跑"工作经验交流。"看中医减少跑"成为"智慧医疗"的浙江样本向全国推广。

2018 年 3 月,我院以"看中医减少跑"改革为引领,在区域远程心电平台的基础上,通过信息化改造,建设了全院远程心电平台,开启了床旁心电图实时传输的网络时代,让"患者跑"变为"医护人员跑""信息跑",缩短检查的等候时间,提高病情诊断的及时性,提高医患满意度。

三、P——活动计划阶段

(一)"F"阶段——发现问题阶段

远程心电平台上线应用 1 个月,发现存在以下问题:心电图图谱未及时传输到心电图室;病房重复多次传输图谱;心电图图形基线不稳定或图形错误,影响诊断;患者基本信息不全等。患者对病房心电图检查的满意度提升不明显。

(二)"O"阶段——成立小组

我院成立由质管办、心电科、护理部、信息科等跨部门成员组成的改进小组。

(三)"C"阶段——明确现行流程和规范

1. 改善前流程图

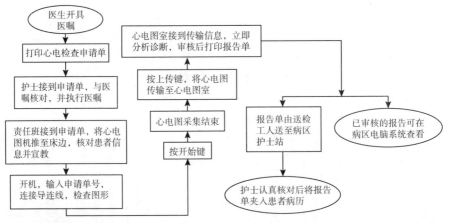

2. 现况调查

(1)资料搜集对象和方式:统计 2018 年 4 月份开展远程心电平台传输心电数据所存在的问题和情况。

(2)资料分析结果:查检 2135 份心电图,发生问题有 639 例次,4 月份远程心电平台应用问题的发生率为 29.9%。患者在了解平台应用后对心电图检查的满意度为 93.5%。

(3)存在的主要问题及发生频率:心电图图形基线不稳定的病例有 259 例,心电图图谱未传输到心电图室的病例有 122 例,病房重复多次传输图谱的病例有 105 例,心电图图形错误的病例有 87 例,患者基本信息不全的病例有 66 例。

3.目标设定

（1）目标值设定：将远程心电平台应用问题的发生率降至4％以内；改善后，患者对心电图检查的满意度达96％以上。

（2）目标值设定理由：①根据调查与了解，国内医院在远程心电应用过程中的问题发生率平均为5％左右；②嘉兴市医疗质量管理中心2018年度嘉兴市级医院患者满意度调查报告的标杆水平。

（四）"U"阶段——问题的根本原因分析

1.鱼骨图分析

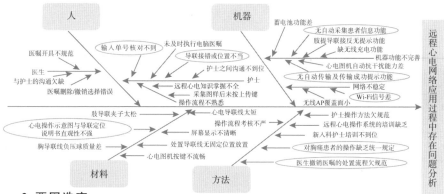

2.要因选定

项目		分析存在的问题	组员打分情况										总分	备注
序号	要因	鱼骨图中小要因	组员1	组员2	组员3	组员4	组员5	组员6	组员7	组员8	组员9	组员10	总分	备注
1	人	护士输入单号核对不到位	2	2	3	2	2	2	2	2	2	2	21	2
2		护士未及时执行电脑医嘱	2	1	1	1	1	2	1	2	2	2	17	
3		护士导联接错或位置不当	2	2	3	2	2	2	3	2	3	2	24	
4		护士之间沟通不到位	1	2	1	2	2	3	2	2	2		18	
5		远程心电操作知识掌握不全	2	1	2	1	1	1	2	2	2	1	15	
6		护士采集后忘记按传输键	2	2	2	2	1	2	1	2	2	2	18	
7		医生开具医嘱不规范	2	1	1	1	1	2	1	2	1	1	13	
8		医生与护士沟通欠缺	2	3	2	2	2	2	1	1	2	2	19	
9		医嘱删除/撤销选择错误	2	1	1	2	2	2	2	1	2	1	16	
10	机器	Wi-Fi信号差	3	3	3	3	3	2	3	3	2		27	3
11		无线AP覆盖面小	2	2	1	1	1	1	2	2			14	
12		蓄电池功能差	2	2	1	2	1						1	
13		无自动采集患者信息功能	3	3	3	3	3	2	3	3	2		29	1
14		肢体导联接反无提示功能	2	2	1	2	2	1	2					
15		缺无线充电功能	2	2	1	2	2	1	1	3			16	
16		无自动传输及传输成功提示功能	3	3	3	3	3	3					28	2
17		心电图机自动抗干扰功能差	2	2	1	2	2	2	2				16	
18	方法	缺乏远程心电操作系统的流程培训	1	2	2	1	2	1	2	2			16	
19		对胸痛患者的操作缺统一规定	2	2	2	2	2	2	3	2	2		22	7
20		撤销医嘱的处置流程欠规范	2	2	2	2	2	3	2	2	2	2	23	6
21		操作流程考核不严	2	2	1								21	
22		新入科护士培训不到位	2	1	2	2	1	1	2	1			14	
23	材料	肢导联夹子太松	1	1	1	1	2	2	1				13	
24		心电操作示意图与导联定位说明书直观性不强	2	2	3	2	3	2	3	3			25	4
25		胸导联吸引球负质量差	1	1	1	2	1	1					11	
26		心电导联太短	2	2	1	1	1	2	1	2			16	
27		屏幕显示不清晰	2	2	1									
28		处置导联线无固定位置放置	1	1	1	1	2	1	2	2			14	
29		心电图机按键不流畅	1	1	1	1	2	1					15	

3.真因验证

收集方式:采用调查问卷的方式进行。

收集对象:病区护士。

地点:本院各病房。

工具:真因验证调查问卷。

真因验证收集时间:2018 年 6 月 13—19 日。

步骤:由本组 10 位组员到各病房发放调查问卷,并收回。由主持人统计分析。

结果:共收集 100 份有效调查问卷。

项目	发生次数	百分比(%)	累积百分比(%)
无自动采集患者信息功能	57	23.46	23.46
无自动传输及传输成功提示功能	55	22.63	46.09
无线网络信号差	43	17.70	63.79
心电操作示意图与导联定位说明书直观性不强	36	14.81	78.6
护士导联接错或操作不当	20	8.23	86.83
对胸痛患者的操作缺乏统一规定	11	4.53	91.36
医嘱撤销的处置流程欠规范	11	4.53	95.89
护士输入单号时核对不到位	10	4.12	100
合计	243		

本次调查真因总共 7 项。

(五)"S"阶段——对策拟定

Why	What	How	When	Where	Who
1. 无自动采集患者信息功能	添加自动扫码功能	每台心电图机器配备扫描枪,扫描患者手腕带获取信息	2018 年 7 月 23 日—8 月 30 日	信息科	陈×
2. 无自动传输及传输成功提示功能	修改程序,增加自动传输模式,增加传输成功提示功能	增加自动传输模式,采集图形后,机器自动上传至心电图室。修改设置,传输成功屏幕有状态显示	2018 年 7 月 23 日—8 月 20 日	信息科	陈×

续表

Why	What	How	When	Where	Who
3. 无线网络信号差	改进网络信号	重新选择网络传输信号，将原先不稳定的无线网络改成相对稳定的4G网络	2018年7月23日—8月30日	信息科	陈×
4. 心电操作示意图与导联定位说明书直观性不强	制作护士操作示意图与导联定位图	①由护理部制作图文并茂的示意图；②将文字说明书配上心电导联定位图，方便护士查看	2018年7月23日—9月30日	护理部	许×
5. 护士导联接错或操作不当	培训操作方法	心电图室医师至临床对心电检查操作方法组织培训	2018年7月23日—8月15日	心电科	袁×
6. 对胸痛患者的操作缺乏统一规定	制定对胸痛患者的操作规定	对胸痛患者的操作做出统一规定：一律行18导联心电图检查；首次检查胸导联做好定位标识，便于复查时对比	2018年7月23—31日	护理部	许×
7. 医嘱撤销的处置流程欠规范	改进流程，护士需及时处理医嘱撤销流程	护士在接到医嘱撤销的提醒时必须处理，否则冻结屏幕	2018年8月16日—9月5日	护理部 信息科	许× 陈×

（六）"P"阶段——绘制甘特图

月份	2018年5月				2018年6月				2018年7月				2018年8月				2018年9月				2018年10月				2018年11月				负责人
周期 活动项目	1周	2周	3周	4周	1周	2周	3周	4周	1周	2周	3周	4周	1周	2周	3周	4周	1周	2周	3周	4周	1周	2周	3周	4周	1周	2周	3周	4周	
F(find)																													周×
O(organize)																													袁×
C(clarify)																													方×
U(understand)																													姚×
S(select)																													陈×
P(plan)																													程×
D(do)																													郭×
C(check)																													胡×
A(act)																													陈×
F(find)																													汪×

计划线：■■■■　实施线：■■■■

四、"D"阶段——对策实施阶段

对策一	对策名称	增加自动扫描手腕带采集患者信息的功能
	主要因	无自动采集患者信息功能
改善前： 　无法自动获取患者信息。	对策实施： 　　负责人：陈× 　　完成时间：2018 年 8 月 对策内容： 　　添加自动扫码功能：给每台心电图机器配备扫描枪，扫描患者手腕带以获取信息	
	P D A C	
对策处置： 　经效果确认，该对策为有效对策，进入标准化程序	对策效果确认： 　　无患者基本信息错误或不全的情况	

对策二	对策名称	增加自动传输模式及传输成功提醒功能
	主要因	无自动传输与传输成功提示功能
改善前： 　无自动传输与传输成功提示功能。	对策实施： 　　负责人：陈× 　　完成时间：2018 年 8 月 对策内容： 　　1.修改程序，增加自动传输模式：在采集图形后，机器自动上传至心电图室。 　　2.增加传输成功的提醒功能：修改设置，传输成功后屏幕有状态显示	
	P D A C	
对策处置： 　经效果确认，该对策为有效对策，进入标准化程序	对策效果确认： 　　无重复多次传输图谱	

对策三	对策名称	改进网络信号
	主要因	无线网络信号差
改善前： 　无线网络信号差,网络信号不稳定。		对策实施： 　负责人:陈× 　完成时间:2018 年 8 月 对策内容： 　改进网络信号:重新选择网络传输信号,将原先不稳定的无线网络改成相对稳定的 4G 网络
	P D A C	
对策处置： 　经效果确认,该对策为有效对策,进入标准化程序		对策效果确认： 　图谱未及时传输到心电图室的病例由 122 例下降至 32 例

对策四	对策名称	制作心电操作示意图与导联定位图
	主要因	心电操作示意图与导联定位说明书直观性不强
改善前： 　心电操作示意图与导联定位说明书直观性不强。		对策实施： 　负责人:许× 　完成时间:2018 年 9 月 对策内容： 　1.由护理部制作示意图,采取图文并茂的方式,方便护士查看。 　2.给原本的文字说明书配上心电导联定位图,方便护士查看
	P D A C	
对策处置： 　经效果确认,该对策为有效对策,进入标准化程序		对策效果确认： 　因图形基线不稳定而影响诊断的病例由 259 例下降至 56 例

续表

对策五	对策名称	培训心电检查操作方法
	主要因	护士导联接错或操作不当

改善前： 　　护士心电检查操作方法错误。	对策实施： 　　负责人:袁× 　　完成时间:2018 年 8 月 对策内容： 　　心电图室医师至临床对心电检查操作方法组织培训
	P　D A　C
对策处置： 　　经效果确认,该对策为有效对策,进入标准化程序	对策效果确认： 　　未发生因图形错误而影响诊断的情况

对策六	对策名称	制定对胸痛患者的操作规定
	主要因	对胸痛患者的操作缺乏统一规定

改善前： 　　缺少对胸痛患者的操作规定。	对策实施： 　　负责人:许× 　　完成时间:2018 年 7 月 对策内容： 　　对胸痛患者的操作做出统一规定:在对胸痛患者首次做 18 导联心电图检查时,胸导联做好定位标识,便于复查时对比
	P　D A　C
对策处置： 　　经效果确认,该对策为有效对策,进入标准化程序	对策效果确认： 　　胸痛患者因缺少对比而影响诊断的病例由 20 例下降至 4 例

续表

对策七	对策名称	修改电子医嘱系统处理程序
	主要因	医嘱撤销的处置流程欠规范
改善前： 　　对医嘱撤销的处置流程欠规范。		对策实施： 　　负责人：许×、陈× 　　完成时间：2018年9月 对策内容： 　　护士在接到撤销医嘱的提醒时必须处理，否则冻结屏幕
	P D A C	
对策处置： 　　经效果确认，该对策为有效对策，进入标准化程序		对策效果确认： 　　没有因撤销医嘱流程的处置不当而导致信息错误

五、"C"阶段——效果确认阶段

1.2018年11月1日，搜集了10月1—31日的心电检查数据，共计2310份心电图，其中有88例发生问题，问题的发生率由改善前的29.9%下降至3.8%，较改善前下降了26.1%。88例发生问题的主要包括患者心电图图谱未及时传输到心电图室（32例）和心电图图形基线不稳定（56例），不存在病房重复多次传输图谱和患者基本信息不全的情况。

2.通过对以上问题的改进，减少了患者重新采集心电图的次数，提高了工作效率，患者对心电检查的满意度由改善前的93.5%提高到改善后的98.1%，较好地达到了预期目标。

六、"A"阶段——制作标准书，遵照执行

类别： ■流程改善 ■提升质量	名称：建立系统化远程心电检查流程	编号：201801
		主办部门：质管办
（一）目　的 　　加强病房与心电图室远程传送的沟通程序，提高远程心电操作效率。 （二）适用范围 　　所有远程心电操作的科室。 （三）具体内容 　　1.制作远程心电检查流程，加强临床科室与心电科之间在远程传输中的相互了解，便于沟通。 　　2.作业内容。 　　流程图附后。		

续表

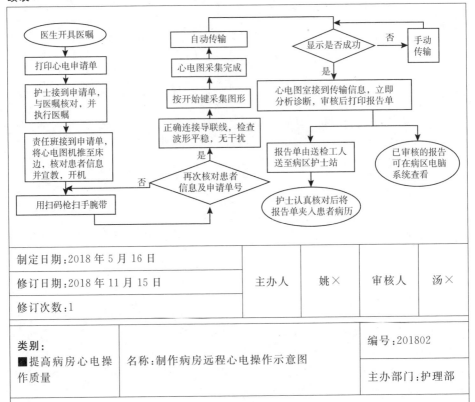

制定日期:2018 年 5 月 16 日		主办人	姚×	审核人	汤×
修订日期:2018 年 11 月 15 日					
修订次数:1					

类别: ■提高病房心电操作质量	名称:制作病房远程心电操作示意图	编号:201802
		主办部门:护理部

(一)目　的

　　提高病房心电操作的质量,提高远程心电传输的效率。

(二)适用范围

　　所有远程心电操作的科室。

(三)具体内容

　　1.制作病房心电图操作示意图和心电导联定位图,方便每位护士了解,并增强操作的直观性。

　　备注:示意图与定位图附后

续表

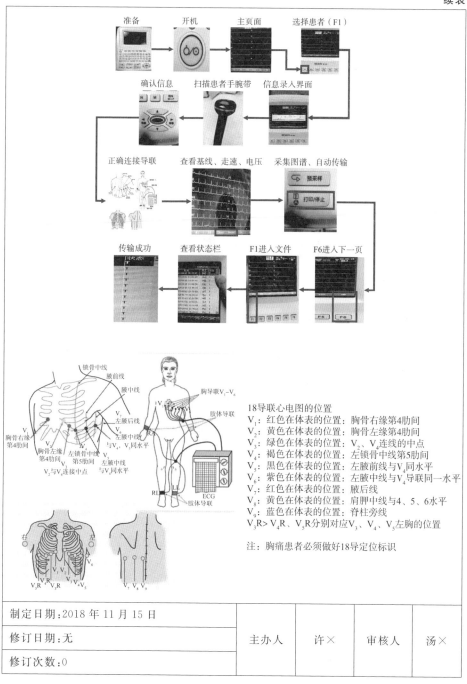

18导联心电图的位置

V_1：红色在体表的位置：胸骨右缘第4肋间

V_2：黄色在体表的位置：胸骨左缘第4肋间

V_3：绿色在体表的位置：V_2、V_4连线的中点

V_4：褐色在体表的位置：左锁骨中线第5肋间

V_5：黑色在体表的位置：左腋前线与V_4同水平

V_6：紫色在体表的位置：左腋中线与V_4导联同一水平

V_7：红色在体表的位置：腋后线

V_8：黄色在体表的位置：肩胛中线与4、5、6水平

V_9：蓝色在体表的位置：脊柱旁线

$V_3R > V_4R$、V_5R分别对应V_3、V_4、V_5左胸的位置

注：胸痛患者必须做好18导定位标识

制定日期：2018 年 11 月 15 日				
修订日期：无	主办人	许×	审核人	汤×
修订次数：0				

七、"F"阶段——检讨与巩固

1.问题发生率及满意度调查效果维持良好。

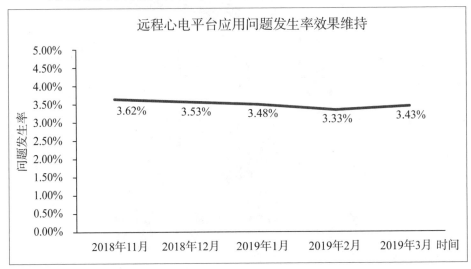

远程心电平台应用问题发生率效果维持

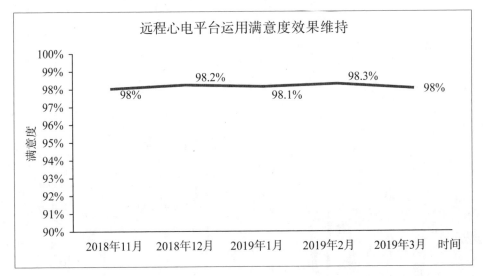

远程心电平台运用满意度效果维持

2.心电图室联合护理部对工作年限在3年内的年轻护士进行专项培训,需要人人通过考核,考核合格后发放合格证,并将远程心电操作纳入全院三基技能考试范畴。

参考文献

[1] 周军荣,卢喜烈,吕俊文,等.心电信息管理系统在医院信息化中的应用[J]. 海南医学,2013,24(19):2936-2939.

[2] 孙敬和,余修龄,谢慧文,等.心电网络工作站在心电图临床教学中的应用体会[J].心电图杂志,2014,04:2095-4220.

本案例由嘉兴市中医医院提供。
主要团队成员:姚智萍、袁巨英、许月萍、陈建清、陈琳芳

专家点评

　　该项目选题对于落实我省"最多跑一次"和全国《2018年中医药工作要点》关于"看中医减少跑"具有较强的现实意义,对于运用现代信息技术开展"互联网+医疗"也具有较强的研究价值。

　　本案例从PDCA四个阶段论证了项目的实施过程,基本从现状调查、原因分析、对策拟定、检查总结几个方面较全面地描述了项目的整体内容。方案中所提供的对策,如建立系统化远程心电检查流程、增加自动传输模式及传输成功提醒功能、制作心电操作示意图与导联定位图等,都具有较强的实践操作性,实际效果较为显著,有一定的独特性,具有较强的推广价值。

　　本案例可以从以下几点获得进一步提升:目标设定的可行性有待提高,对于将目标设定为4%,需提供可行性依据;鱼骨图的应用不尽合理,需聚焦具体问题,大箭头右侧应写需解决的问题,运用案例对具体问题进行梳理;要因选定需详细分析数据;部分对策的拟定可直接确定而无需研究环节,如"无自动采集患者信息功能"的对策就是添加自动扫码功能。

　　　　　　　　　　　　　　　　　　　　　　　　　　点评专家:蔡　斌

案例二

运用 FOCUS-PDCA 提高患者对医院膳食服务的满意率

一、项目背景

随着人们生活水平的提高,服务患者的内涵正在不断延伸和完善,患者膳食满意度已经成为评价医院治疗效果和医疗服务质量的指标之一。其中,住院患者膳食满意度是患者总满意度不可忽视的一个方面。2018 年 1 月,国家卫计委发布《进一步改善医疗服务行动计划(2018－2020)》,提出在 10 个方面创新医疗服务。其中,第十条是"以后勤服务为突破,全面提升患者满意度"。加强后勤服务管理,重点提升膳食质量。由此可见,"改善伙食、提升质量,提高患者膳食满意度"已成为医院后勤部门关注和重视的焦点。在 2018 年版《浙江省综合医院等级评审标准》中第 6.9.4 条也要求医院为员工提供良好膳食服务,为患者提供营养膳食指导,提供营养配餐和治疗饮食,满足患者治疗需要,保障饮食卫生安全。在持续改善患者服务、提升群众获得感的今天,医院该如何提升膳食满意度呢?

二、存在的问题(F)

台州市立医院回顾分析了 2017 年客户服务科的满意度调查反馈意见,结果显示患者对食堂的不满意件数为 20,电视使用的不满意件数为 14,空调使用的不满意件数为 7,被服的不满意件数为 6,护送队服务的不满意件数为 4,手术室工友服务的不满意件数为 4,电梯使用的不满意件数为 3,陪客躺椅使用的不满意件数为 3,开水间使用的不满意件数为 2,其中食堂的不满意件数最多。通过对食堂不满意事件进行分析归纳,其中对饮食质量、卫生情况及配餐员服务态度的不满意事件累计百分比为 95%,亟须改善。

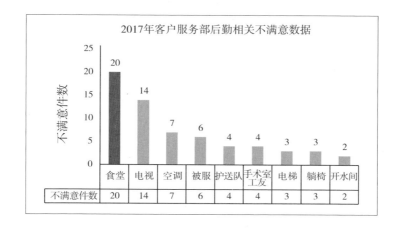

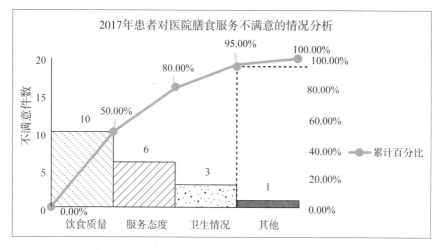

三、成立改进小组(O)

为了提高患者对膳食服务的满意度,支持保障部(医院食堂)联合客户服务科、营养科、护理部等组成了多团队协作的品质改善小组,并邀请了国家卫计委医院管理研究所医院管理咨询中心专家作为外部辅导员,医院院长助理作为内部辅导员,共同致力于改善医院后勤服务。

四、明确现行流程和规范(C)

(一)现状调查

6月15日,通过参考相关文献[1]并结合医院食堂的实际情况,我们自行设计了调查问卷——《台州市立医院患者膳食服务满意度调查表》,并进行一对一问卷填写调查。该表包括食物的品种、口味、卫生、营养、治疗饮食、工作人员的仪容仪表、工作人员的服务态度、饮食搭配以及整体工作等共 10 个条目,由培训后的调查员发卷并当场收回。该调查抽取了至台州市立医院 26 个临床一线科室就诊的 260 位神志清楚、情绪稳定的患者进行,问卷调查率为 100%。其中,男性患者为 149 人(占 57.3%),女性患者为 111 人(占 42.69%),年龄≥65 岁的患者 102 人(占 39.23%),年龄<65 岁的患者 158 人(占 60.77%)。然后,对 10 个条目进行分科室统计汇总。通过统计非常满意和满意的人数占调查总人数的比例,来计算满意率。

台州市立医院患者膳食服务满意度调查表

各位病友:

　　您好!为了进一步改进我院餐饮服务品质,更好地为您及家属提供优质服务,请您协助我们填写如下调查表,感谢您的支持!

一、您对餐饮服务的方便程度
非常满意(　　) 满意(　　) 基本满意(　　) 不满意(　　) 很不满意(　　)

二、您对医院提供食物的品种
非常满意(　　) 满意(　　) 基本满意(　　) 不满意(　　) 很不满意(　　)

三、您对医院提供食物的口味
非常满意(　　) 满意(　　) 基本满意(　　) 不满意(　　) 很不满意(　　)

四、您对医院提供食物的卫生
非常满意(　　) 满意(　　) 基本满意(　　) 不满意(　　) 很不满意(　　)

五、您对医院提供食物的营养
非常满意(　　) 满意(　　) 基本满意(　　) 不满意(　　) 很不满意(　　)

六、您对医院提供的治疗饮食
非常满意(　　) 满意(　　) 基本满意(　　) 不满意(　　) 很不满意(　　)

七、您对医院开餐工作人员的仪容仪表
非常满意(　　) 满意(　　) 基本满意(　　) 不满意(　　) 很不满意(　　)

八、您对医院开餐工作人员的服务态度
非常满意(　　) 满意(　　) 基本满意(　　) 不满意(　　) 很不满意(　　)

九、您对医院提供的饮食搭配
非常满意(　　) 满意(　　) 基本满意(　　) 不满意(　　) 很不满意(　　)

十、您对餐饮服务的整体工作
非常满意(　　) 满意(　　) 基本满意(　　) 不满意(　　) 很不满意(　　)

十一、您的建议和意见

_____

_____

(二)统计方法

按公式 2-1 来计算各条目的满意度,按公式 2-2 来计算综合满意率。

公式 2-1:单条目满意率=单条目查检的(非常满意+满意)的人数/同期被查检的总人数×100%。

公式 2-2:综合满意率=∑单条目(非常满意+满意)的人数/回答的总条目数×人数×100%。

(三)满意度测评结果

改善前,患者对医院膳食服务的综合满意率为 73.05%。其中,患者对餐饮服务的方便程度的满意率为 45.42%±15.16%,对食物品种的满意率为 72.92%±18.04%,对食物口味的满意率为 76.04%±14.55%,对食物卫生的满意率为 86.46%±15.42%,对食物营养的满意率为 73.96%±19.18%,对治疗饮食的满意率为 78.13%±22.32%,对工作人员仪表仪容的满意率为 77.08%±18.04%,对工作人员服务态度的满意率为 77.08%±18.04%,对饮食搭配的满意率为 73.96%±19.18%,综合满意率为 73.73%±9.54%。

(四)目标设定

参考多篇文献[2-4],结合医院客户服务科之前的满意度反馈结果以及我院的实际情况,最终将目标设定为截至 2018 年 12 月,患者对病区食堂膳食服务的综合满意率从 73.05% 提升至 80%,其中膳食服务态度满意率从 80% 提升至 90%。

五、根本原因分析(U)

小组成员通过绘制鱼骨图,分别从人、机、法、料、环针对"为什么患者对医院膳食服务满意率低"进行剖析,找出所有的原因,并根据原因的重要性进行打分(1~5 分),利用 80/20 法则将 44 分以上的选定为要因,共选出 5 个要因。这 5 个要因分别为:①需要带餐具,觉得不方便;②食堂环境卫生欠佳,导致食物卫生不到位;③无专业技能方面的培训学习;④监管不到位,无激励机制,制度不完善;⑤菜单更换周期长。并且通过一段时间的真因验证,最终确定前 4 个要因为本次质量改善活动的真因。

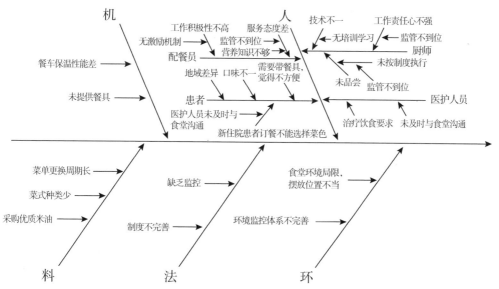

六、选择可改进的流程(S)

小组成员通过头脑风暴法,针对 4 大真因进行对策拟定,通过对可行性、组能力、效益性进行打分,根据 80/20 法则,最终确定 4 大改进流程。这 4 大改进流程分别为:①食堂统一用一次性餐盒进行配送;②进行 5S 精细化管理,确定 5S 包干区;③每月进行满意度测评,建立绩效考核机制;④制订技能学习计划,外出学习。

七、计划(P)

小组成员根据活动步骤拟订了为期半年的活动计划并绘制甘特图,设立 4 个查检点对活动进度进行管控,并由固定成员负责相应步骤。

八、实施(D)

(一)简易用餐工具

通过收集临床患者的意见,并结合配餐流程的重新设计,最终选定将"五宫格"餐具作为用餐工具,实施后获得大部分患者的好评。

(二)进行 5S 精细化管理,确定 5S 包干区

食堂全体员工学习 5S 精细化管理——整理(Seiri)、整顿(Seiton)、清扫(Seiso)、清洁(Seiketsu)、素养(Shitsuke),结合食堂管理的相关法律法规要求,对洗菜区、烹饪区、库房、食物暂存点等都进行了标准化的管理,并进行持续性常态化的监控。另外,全体食堂员工统一着装,焕然一新。

(三)建立绩效考核机制,科学化管理

改善前,食堂人力支出呈现的是"大锅饭"体制,干多、干少一个样,会干、不会干一个样,考核力度不够,质量监管力度不够,导致部分员工出现怠工、工作积极性不高、上班时间纪律性差、服务态度差等问题。为进一步加强食堂餐饮工作的管理,充分调动食堂工作人员的工作积极性,更好地为患者及患者家属提供优质、规范的服务,加强对食堂的监督检查,保证饮食安全,制定了食堂的绩效改革方案,从伙食质量、服务质量、卫生标准、食堂管理、患者及患者家属满意度、投诉(投诉扣分加倍)等方面进行可考核评价,绩效考核最终取决于食堂总结余、满意度考核金额、日常管理考核金额、指令性任务、新项目奖励等项目。食堂内部再统一进行二次分配,体现多劳多得、优劳优得。

(四)制订技能学习计划,外出学习

全面普及患者饮食营养知识,在厨师技艺、配餐方法、菜色品种等方面实行"走出去、引进来",并在学习后不断强化,组织内部培训及考核,使技能学习更加全面化。

九、效果确认(C)

1.通过 6 个月的持续质量改进,再次发放 260 份调查问卷,实收 240 份,作废 4 份,实际 236 份,回收率为 90.77%。调查结果显示,改善后满意率已达到目标值。住院患者对医院膳食服务的满意率最终结果如下。

项 目	改善前	改善后
对餐饮服务方便程度的满意率	45.42%±15.16%	91.92%±12.41%
对食物品种的满意率	72.92%±18.04%	82.71%±11.79%
对食物口味的满意率	76.04%±14.55%	82.22%±11.61%
对食物卫生的满意率	86.46%±15.42%	88.36%±10.33%
对食物营养的满意率	73.96%±19.18%	74.63%±9.38%
对治疗饮食的满意率	78.13%±22.32%	77.52%±10.09%
对工作人员仪表仪容的满意率	77.08%±18.04%	90.15%±11.62%
对工作人员服务态度的满意率	77.08%±18.04%	93.03%±9.93%
对饮食搭配的满意率	73.96%±19.18%	75.88%±10.52%
综合满意率	73.73%±9.54%	83.78%±7.91%

2.患者对医院食堂"零"投诉,并收到 2 封感谢信。

3.改善期间,患者月均就餐率持续保持在 80% 以上,患者家属的日均订餐人次由原来的(18±12.07)人次/天上升到(146±6.30)人次/天。

4.通过绩效的试运行以及病区食堂内部的二次分配,病区食堂的整个工作风貌焕然一新,在保留原有服务项目的基础上,增加了对员工的送餐业务以及对外餐饮服务,业务量比之前增加了 25%。通过绩效核算,病区食堂的净利润大大增加,食堂工作人员的收入也增加了,一举多得。

十、处置(A)

(一)显著提高了食堂管理工作质量和满意度

入院管理中心通过第三方满意度调查发现,患者及患者家属和职工对膳食服务的满意度都有显著提高。不仅如此,在医院食堂实现扭亏为盈的基础上,每月净结余 1 万元以上,给予食堂工作人员相应比例的奖金,工作人员的工作积极性明显提高。

(二)大循环套小循环互相促进

如果把医院食堂管理看作是一个大的 PDCA 循环,那么各岗位的管理就是一个个小的 PDCA 循环,大环与小环主要通过计划指标连接起来。每个循环同步进行,各个小循环不断转动上一级循环,各方面的循环把食堂管理的各项工作有机地组织起来,系统就是大环带小环、小环保大环的相互联系、彼此促进的过程,使食堂管理工作逐步提高,确保管理质量持续提高[3]。

(三)食堂工作人员的观念发生了改变

食堂工作人员服务质量明显提高,变"要我服务"为"我要服务",主动服务于临床,做到急临床之所急、想临床之所想、帮临床之所需,也得到了临床一线医务人员和患者及患者家属的普遍认可。

(四)共同协调提高管理质量

在医院食堂工作管理中,分管院长、支持保障部、膳食科之间相互沟通、及时协调,使食堂工作质量和工作效率得到提高。

(五)管理是一个动态的过程

医院食堂管理过程的各个阶段和步骤是不断循环和持续的,是一个不断分析、规划和行动的过程。

参考文献

[1] 刘志娟,武正清,王海霞,等.对医院膳食中心满意度的调查与分析[J].现代医院管理,2011,8(4):61—63.

[2] 张红芳.住院患者膳食满意度的影响因素和干预对策[J].江苏卫生事业管理,2015,26(4):122—123.

[3] 王麒媛,陆艳春.PDCA 循环法在三甲医院食堂管理中的应用[J].江苏卫生事业管理,2016,27(5):134—135.

本案例由浙江省台州市立医院提供。
主要团队成员:何彩娣、张香法、徐成花、邱顺海、王庆国

专家点评

该项目选题对全面提升医疗服务质量和患者满意度、落实国家有关进一步改善医疗服务行动计划有较强的选题意义和实际应用价值。该案例从 FOCUS-PDCA 步骤描述了存在的问题、成立改进小组、明确现行流程和规范、根本原因分析、选择可改进的流程、制订改进计划、实施及效果确认等,项目实施过程完整,工具和方法应用较为规范。制定 5S 精细化管理、确定 5S 包干区、统一采用一次性餐盒配送、每月进行满意度测评等对策建议可操作性较强,较为科学合理,创新性较强,实际应用效果较为显著,具有较好的推广价值。

从本案例提供的文案来看,还有一些可以提升的地方。①虽然文案包括了 FOCUS-PDCA 的所有步骤,但不少阶段缺乏深入的数据分析,理论依据显得不够充分。②目标设定不够合理,选择综合满意率和服务态度满意率的原因是什么也没有交待。从统计数据来看,满意度最低的是餐饮服务的方便程度、食物品种、食物口味。③要因的确定方法、改进流程的确定方法不尽合理,科学性不足,应该有理有据地进行系统分析。

点评专家:蔡　斌

案例三

基于多学科联合和集束化干预措施下的 ICU CRE 管理模式构建

一、团队概况

该案例小组成立于 2018 年,是由宁波市医疗中心李惠利医院 ICU、院感科、检验科、物业公司、医技科、药剂科等多学科多部门组织而成的,采取多学科联合、集束化干预措施,进行医疗质量安全管理及品质持续改进。

二、选题背景

近年来,由耐碳青霉烯类肠杆菌科细菌(Carbapenem-resistant enterobacteriaceae,CRE)引起的感染在全球呈显著上升趋势[1],患者死亡率高达 30%[2]。CRE 是指对亚胺培南、美罗培南或厄他培南中任一种药物耐药[3]。2013 年,美国疾病控制和预防中心(Centers for Disease Control and Prevention,CDC)已将 CRE 列为紧急威胁类细菌[4]。CRE 感染具有高病死率的特点,CRE 耐药性常导致临床无药可用,给临床治疗和用药都带来了严峻的挑战,疾病负担增大,经济负担也增大[5],其医院感染预防与控制也越来越受到关注和重视[6]。ICU 是医院内 CRE 流行和传播的重要科室,入住 ICU 的患者感染 CRE 的风险远高于其他科室[7]。这主要与 ICU 患者的病情、免疫功能下降及相关侵入性操作次数增加等因素密切相关[8]。面对这样的"超级细菌",如何科学防控是感染防控领域的重要研究内容。经验表明,单独一项耐药菌防控措施不足以阻断耐药菌的院内传播,应执行一系列的感控措施,即 Bundle(集束化)措施,来阻断耐药菌的院内传播。2016 中国专家共识[9]指出,控制院内耐药菌传播的重要措施有手卫生、接触隔离、患者安置、减少侵入性装置使用、改进抗菌药物使用等。世界卫生组织于 2017 年 11 月发布了由全球专家共同参与制定的耐碳青霉烯肠杆菌科细菌防控指南[10]。

三、主题选定

2014—2017 年,ICU 肠杆菌占比呈逐年上升趋势。根据 ICU 所面临的实际情况,现有的方法无法满足工作任务的实际需求,于是圈员们开展头脑风暴,提出了四个备选项目,针对上级重视程度、可行性、迫切性、圈能力四项,应用加权评分法选出得分最高分的项目为最后实施的项目:基于多学科联合和集束化干预措施下的 ICU CRE 管理模式构建。通过 QC-STORY 适用判定,判定结果为课题达成型品管圈。根据 2017 年中国细菌耐药监测网(China Antimicrobial Surveillance Network,CHINET)中国细菌耐药性监测[11]及文献标杆,圈员们选择了本项目的评价指标:院内感染相关 CRE 检出率;ICU 病房环境物体表面 CRE 检出率。

计算方法:

院内感染相关 CRE 检出率＝住院患者中检出 CRE 的例次数/同期住院患者中检出特定细菌的例次数×100％;

ICU 病房环境物体表面 CRE 检出率＝物体表面 CRE 检出菌株数/筛查病房环境物体表面的总数×100％。

圈员们通过头脑风暴,从患者、ICU、多学科团队三个维度,从细菌学监测、清洁消毒、医务人员和保洁人员手卫生、科学布局、抗菌药物合理使用五个方面进行评估,构建 ICU CRE 的管理模式。

四、课题明确化

本课题以患者为中心,以 ICU 为枢纽联动多学科,并以多学科团队为保障,从细菌学检测、清洁消毒、医务人员和保洁人员手卫生、科学布局、抗菌药物合理使用五个方面进行现况调查。得出改善前院内感染相关 CRE 检出率为38.2％,改善前 ICU 病房环境物体表面 CRE 检出率为 9％。课题明确化模式构建图如下。

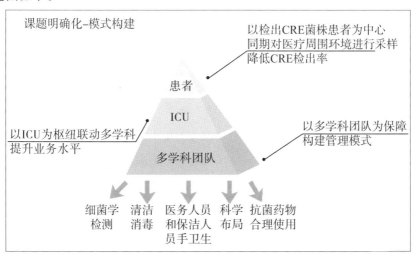

从 CRE 高度流行环境开始,通过现场调查,从七个把握项目进行分析,12 位圈员通过头脑风暴制定备选攻坚点。根据 80/20 法则,将 144 分以上的选为攻坚点。根据所把握项目的水平和期望水平之间的期望差值,发掘七个攻坚点。

内容	把握项目	现状水平	期望水平	期差值	攻坚点	评价项目				采用攻坚点
						可行性	经济性	圈能力	总分	
细菌学监测	器械专人专用	执行率 80%	执行率 100%	提高 20%	器械做到专人专用	55	49	52	156	√
	呼吸道感染 CRE 患者吸痰后,用一次性消毒纸巾擦拭周围环境	未用消毒纸巾擦拭周围环境	执行率 100%	提高 100%	CRE 感染患者每床备消毒湿巾纸,每日进行床旁物体表面擦拭,每日拖地 3 次	54	50	54	158	√
科室布局	同种同原隔离	执行率 70%	执行率 100%	提高 30%	将新查出的 CRE 感染患者转到特殊感染病房	56	51	52	159	√
	家属探视人员限制	家属探视时人员频繁更换	限制家属探视人员,中途不得换人	提高 100%	建立家属探视制度	55	57	52	164	√
医务人员、保洁人员手卫生	手卫生执行率	执行率 80%	执行率 100%	提高 20%	提高手卫生执行率、手卫生依从性	48	50	49	147	√
清洁消毒	床单位终末消毒合格率	合格率 70%	合格率 100%	提高 30%	做好消毒液配制,擦拭,明确分工	52	50	49	151	√
抗菌药物合理使用	执行抗菌药物会诊制度	无会诊制度	建立抗菌药物会诊制度	提高 100%	建立抗菌药物会诊制度	48	49	48	145	√

将七个攻坚点整合汇总,得出五个合并攻坚点,分别是构建 CRE 感染患者消毒隔离制度、构建手卫生培训模式、设置 CRE 专区、建立家属探视制度、建立抗菌药物会诊制度。

内容	把握项目	攻坚点	合并攻坚点
细菌学监测	器械专人专用	器械专人专用	构建 CRE 感染患者消毒隔离制度
	呼吸道感染 CRE 患者吸痰后,用一次性消毒纸巾擦拭周围环境	CRE 感染患者每床备消毒湿巾纸,每日进行床旁物体表面擦拭,每日拖地 3 次	
清洁消毒	床单位终末消毒合格率	做好消毒液配制,擦拭,明确分工	
医务人员和保洁人员手卫生	手卫生执行率	提高手卫生执行率、手卫生依从性	构建手卫生培训模式
科室布局	同种同原隔离	利用"医院感染实时监测系统"预警每日检出 CRE 菌株的患者,经院感专职人员与临床医生共同判定是院内、院外感染还是定植,转到特殊感染病房	设置 CRE 专区
	限制家属探视人员	建立家属探视制度	建立家属探视制度
抗菌药物合理使用	无会诊制度	建立抗菌药物会诊制度	建立抗菌药物会诊制度

五、目标设定

《2017 年 CHINET 中国细菌耐药性监测》[11] 报告指出,浙江省院内感染相关 CRE 检出率≤36.79%;张思兵等[12] 报告在对将病房环境物体表面进行 CRE 干预后的 CRE 检出率≤7.27%。利用"医院感染实时监测系统"预警每日检出 CRE 菌株的患者,作为危急值 6h 内通知临床医务人员,确保及时采取防控措施。经院感专职人员与临床医生共同判定是院内感染、院外感染还是定植,并进一步划分院内、院外感染相关菌株或重复菌株。医院感染诊断标准参考卫生部 2001 年《医院感染诊断标准(试行)》[13]。CRE 定植的判定依据:从患者标本中检出 CRE,但患者无相关感染的临床症状,同时排除标本污染。采用全自动细菌培养分析仪进行细菌的分离和药敏性试验。药敏试验主要采 K-B 法(纸片)。药敏性结果的判定主要参照 2009 年美国临床和实验室标准协会(Clinical and Laboratory Standards Institute,CLSI)更新的内容[14]。在改善前,在被判定为 CRE 院内感染的病例中,

CRE的检出率为38.2%;同期对医疗周围环境进行采样分离培养,并鉴定是否存在CRE菌株。改善前,对ICU病房的医疗周围环境及高频接触部位进行采样,共采样100份,分离鉴定出CRE菌株9株,检出率为9%。用ICU病房环境物体表面CRE的检出率来监测ICU清洁消毒及手卫生执行的有效性。根据ICU所面临的实际情况,将目标值设为院内感染相关CRE的检出率≤36.79%,ICU病房环境物体表面CRE的检出率≤7.27%。

六、方策拟定与最适策追究

圈员们围绕五个合并攻坚点提出了具体改善方案,根据可行性、经济性、圈能力进行评分,采纳了9个方案,并通过圈员们再次头脑风暴,对拟定的方案进行障碍判定和副作用判定,多维度、全方位地寻求有效地消除障碍的策略。

攻坚点	方策拟定	障碍判定	副作用判定	障碍消除策略	判定	方案群组
构建CRE感染患者消毒隔离制度	1.建立由护士、保洁人员组成的CRE终末消毒协作团队	分工不明确,消毒液配比错误	效果不佳	建立终末消毒制度	√	I
	2.构建CRE感染患者床旁消毒隔离制度	程序繁琐	效果不佳	将程序规范化	√	I
	3.器械专人专用	患者较多	效果不佳	器械数量充足	√	I
构建手卫生培训模式	4.建立手卫生监督小组	人员配置比例不足	效果不佳	积极与各组长沟通	√	II
	5.学习手卫生指征基本知识	人员理解力、执行力差	培训效果不佳	多次多科室多角度全方位培训	√	II
	6.增加医生、护士人员	患者较多	效果不佳	受人力成本限制	×	
设置CRE专区	7.同种病原同室隔离	无单间	效果不佳	转床	√	I
建立家属探视制度	8.建立限定特定家属探视模式	家属流动性大	效果不佳	宣教、专人管理	√	I
建立抗菌药物会诊制度	9.建立抗菌药物会诊制度	抗菌药物指征不严	效果不佳	构建管理新方案	√	III

最终将其合并为最佳的三大方策群组,即:实施环境卫生保障措施;构建手卫生培训计划及实施手卫生保障措施;制定抗菌药物管理创新方案。

七、方策实施

(一)实施环境卫生保障措施

1.构建 CRE 终末消毒制度,明确护士和护工终末消毒的区域,责任到人。强化环境物体表面清洁消毒,每日 3 次(2:00;10:00;18:00);每月初加做重点区域物体表面采用检验 CRE。监测环境中及消毒后是否存在 CRE。

2.对呼吸道感染 CRE 的患者改用密闭式吸痰管吸痰,在开放性操作(如纤维支气管镜治疗)后,立即用一次性消毒湿纸巾(一物一巾,一巾 2 叠 8 面)擦拭,在折好的消毒湿巾纸用脏一面后再用另一面,擦拭吸痰周围 1 米内的环境,建立 CRE 床旁消毒隔离制度。

3.利用"医院感染实时监测系统"预警每日检出 CRE 菌株的患者,由院感专职人员与临床医生共同确定是院内感染、院外感染还是定植,立即将患者转入特殊感染病房,做到同种病原同室隔离,CRE 器械专人专用,非一次性和非专用设备"一用一消毒"。

4.患者入院时,由管床护士进行入院宣教,明确家属探视制度。告知患者家属每日探视时间(10:30—11:00),每次允许两位家属探视,中途不得换人。在家属探视前,科室提供隔离衣,家属做好手卫生后进入病房;探视结束后脱隔离衣,做好手卫生再离开等。该方策的落实,使 ICU 病房环境物体表面 CRE 检出率进一步下降。

(二)构建手卫生培训计划及实施手卫生保障措施

1.进行多学科师资培训,包括 ICU、护理部、医技科、物业后勤等;多层次全员培训,包括医生团队、护理团队、物业后勤团队、家属健康教育会等;多途径全面培训,包括医院感染管理委员会、感控质控员季度会议、院内院感相关讲座及活动、科室感控业务学习、院内网、微信群。

2.将每个水槽改用自动感应水龙头。

3.实施三色手套,ICU 工作人员在照护 CRE 感染患者时使用专用蓝色手套,对普通患者使用白色手套,对其余特殊感染患者使用浅蓝色手套,便于科室管理人员督查及医务人员相互监督。

4.每月反馈手卫生依从性数据。直接观察法对手卫生的依从性有一定的"霍桑效应"[15]。间接观察法是把 ICU 速干手消毒剂的消耗量纳入考核,通过消耗量来间接评价 ICU 医护人员和物业后勤保洁人员手卫生的依从性。直接观察法和间接观察法联合使用能较客观地评价手卫生依从性。

5.该方策的落实使院内感染相关 CRE 检出率进一步下降。

(三)抗菌药物管理创新方案

抗菌药物管理创新方案是由院感科牵头多学科会议,并利用信息化平台加强抗菌药物权限管理,制定由院感科参与特殊抗菌药物审批的会诊制度,经专家会诊审核拿药。通过信息化设置,使 ICU 特殊使用级抗菌药物专家会诊率达到 100%,ICU 碳青霉烯类抗菌药物使用强度逐渐下降。随着该方策的落实,院内感染相关 CRE 检出率、ICU 病房环境物体表面 CRE 检出率均进一步下降。

八、效果确认与标准化

在采取集束化措施后,院内感染相关 CRE 的检出率由改善前的 38.2%降至 30.30%;ICU 病房环境物体表面 CRE 的检出率由改善前的 9%降至 4.55%。这表明了监控医院清洁消毒及手卫生执行的有效性。通过品管圈活动,降低 CRE 的感染率,缩短住院时间,提高 ICU 床位周转率,提高床位利用率,提高患者及其家属对医院的满意度,并制定了三项标准化作业书,修订了两项制度。同时,也收获了许多附加效益,包括:成功申报了浙江省医药卫生科技计划项目 1 项;发表论文 2 篇;同时该项目荣获 2019 年浙江省医院品管圈大赛综合组银奖。

九、检讨与巩固

本课题从 CRE 高度流行环境开始,进一步落实集束化干预措施,包括手卫生、接触隔离、患者安置、改进抗菌药物使用,并经 ICU、院感科、药剂科、检验科、后勤部门、医技科等多学科协作联动和积极参与,建立有效的检查监督机制,院感科给临床医护人员实时反馈防控数据与效果,保证集束化措施的集体落实,共同发挥防控作用。由于该品管圈涉及多学科,所以信息存在不协调性,也遇到了一些困难。另外,在课题达成型 QC 手法的运用上,特别是在最佳方策群组的探究上,需要进一步的研究和学习。品质管理永无止境,目标数据一直在持续地检测中,效果维持稳定。

参考文献

[1] Friedman ND, Carmeli Y, Walton AL, et al. Carbapenem resistant Enterobac eriaceae: A strategic road map for infection control[J]. Infect Control Hosp Epidemiol,2017,38(5):580−594.

[2] McConville TH, Sullivan SB, Simmonds G, et al. Carbapenem resistant Enterobacteriaceae colonization (CRE) and subsequent risk of infection and 90-day mortality ncritically ill patients, an observational study[J].

PLoSOne,2017,12(10):e0186195.

[3] 胡付品,郭燕,朱德妹,等.2016 年中国 CHINE 细菌耐药性监测[J].中国感染与化疗杂志,2017,17(5):481－491.

[4] Centres for Disease Control and Prevention (US). Antibiotic resistance threats in the United States, 2013 [J]. Centres for Disease Control and Prevention,US Department of Health and Human Services,2013:6－7.

[5] Bartsch SM,McKinnell JA,Mueller LE,et al. Potential economic burden of carbapenem-resistant Enterobacteriaceae (CRE) in the United States [J]. Clin Microbiol Infect,2017,23(1):48. e9－48. e16.

[6] Abboud CS, de Souza EE, Zandonadi EC, et al. Carbapenem resistant Enter obacteriaceae on a cardiac surgery intensive care unit:Successful meas ures for infection control[J]. J Hosp Infect, 2016, 94(1):60－64.

[7] Lodise T,Ye MJ,Zhao Q. Prevalence of invasive infections due to Carba enem resistant enterobacteriaceae among adult patients across US hospital [J]. Antimicrob Agents Ch,2017,61(8):AAC. 00228－00217.

[8] Wang F,Xing T,Li J,et al. Survey on hospital acquired urinary tract infection in neurological intensive care unit [J]. APMIS,2013,121(3):197－201.

[9] 王明贵.广泛耐药革兰阴性菌感染的实验诊断、抗菌治疗及医院感染控制:中国专家共识[J].中国感染与化疗杂志,2017,17(1):82－92.

[10] Guidelines for the prevention and control of carbapenem-resistant Enterobacteriaceae, Acinetobacter baumannii and Pseudomonas aeruginosa in health care facilities [OL]. 2017,HTTP://www. who. int/infection-preve-ntion/publications/focusamr/en/.

[11] 胡付品,郭燕,朱德妹,等.2017 年 CHINET 中国细菌耐药性监测[J].中国感染与化疗杂志,2018,18(3):241－251.

[12] 张思兵,姚宏武,任世旺,等.基于信息化手段多学科防控耐碳青霉烯类肺炎克雷伯菌的效果分析[J].中华医院感染学杂志,2018,28(10):1569－1573.

[13] 中华人民共和国卫生部.医院感染诊断标准(试行)[J].中华医学杂志,2001,81(5):314－320.

[14] Clinical and Laboratory Standards Institute. Performance Standards or Antimicrobial Susceptibility Testing:Twenty-Fifth Informational Supplement(M100－S25)[S]. Wayne,PA19087 USA,2015.

[15] Swaminathan M, Sharma S, Poliansky BS, et al. Prevalence and risk factors for acquisition of carbapenem-resistant Enterobacteriaceae in the setting of endemicity[J]. Infect Control Hosp Epidemiol, 2013, 34(8): 809-817.

本案例由宁波市医疗中心李惠利医院提供。
主要团队成员:郑亚华、陈艳艳、王静、吕蜜、周军杰

专家点评

本案例基于多学科联合和集束化干预措施建立 ICU CRE 管理模式,规范防护流程,控制院内耐药菌传播,进行医疗质量安全管理及品质持续改进,有一定的借鉴价值和意义。本案例采用课题达成型 QC 手法,从主题选定、课题明确化、目标设定、方策拟定与最适策追究、最佳方案选定与实施、效果确认等方面进行逻辑分明的阐述。并着重从细菌学监测、清洁消毒、医务人员和保洁人员手卫生、科学布局、抗菌药物合理使用五个方面进行评估,构建 CRE 管理模式,并最终确定三大对策群组为:实施环境卫生保障措施;构建手卫生培训计划及实施手卫生保障措施;制定抗菌药物管理创新方案。经该方策的实施,院内感染相关 CRE 检出率、ICU 病房环境物体表面 CRE 检出率均得以明显下降。本案例可从以下几点获得进一步提升:方策实施是重点内容之一,建议逐层展开到可以实施、具有测量目标的具体方案。相比于问题解决型,课题达成型品管圈的特点在于激励和培育创新思维,推出创新成果,实现可持续发展。因此,可进一步突出运用新技术、新活动的思路。

点评专家:羊红玉

案例四

创建以信息化为基础的输血质量管理模式

一、团队概况

拥心圈于 2015 年组圈,是由嘉兴市第二医院质管科、信息科、医务科、护理部、总务后勤科等多部门成员组成的团队。向着共同的目标,多部门一起用心实干、不断创新,让患者享受到便捷、高效、满意的服务。

二、课题选择

(一)选题背景

输血是目前临床治疗及抢救的重要手段[1],可为患者补充血容量,提升血压,改善急性缺血,挽救急危重症患者的生命。输血全流程包括血液的保存和运输、血样采集和交接、交叉配血和发放、用血申请和审核、血液制品输注和不良反应预防等多个工作环节[2],所涉及的部门、相关人员众多,衔接程序复杂[3],输血质量的高低直接影响患者的生命和健康。因此,如何高效管控输血的各环节以保障输血安全,如何规范用血流程和操作、减少人工差错[4],是目前医院信息化建设研究的热点[5]。

传统的临床输血质量管理主要为现场查看病历,监督输血流程及提高医护人员的输血认知。显而易见,这种检查部分科室的模式无法全面体现各环节、各部门的输血质量,存在监控盲点,不利于输血质量与安全的持续改进[6]。在《浙江省综合医院等级评审标准》中,关于输血的条款要求输血科与血站建立信息化互联互通。随着医院管理水平及患者对医疗质量要求的不断提升,我们要努力的方向包括充分利用医院各种数据资源实现输血科与院内、院外各部门智慧化信息联结[7]。本课题尝试创建一种以信息化为基础的输血质量全程管理模式,期望实现更精细、更便捷的输血管理,更科学、更精准的用血,实现全流程闭环管理[8]。

(二)选题与评价

分数问题或课题 \ 分数	可行性 (3.25)	迫切性 (4.15)	圈能力 (3.60)	总分	排名
输血全流程未实现信息化管控	4×3.25	4×4.15	5×3.60	47.60	1
尿粪标本采集运输无追踪	1×3.25	5×4.15	3×3.60	34.80	2
对介入手术患者交接不规范	3×3.25	2×4.15	1×3.60	21.65	5
对住院患者DVT预防不到位	2×3.25	3×4.15	4×3.60	33.35	3
对住院患者低钾危急值的处理欠规范	5×3.25	1×4.15	2×3.60	27.60	4

备注:由质管科、医务科、信息科、护理部等相关职能科室负责人等共11人参与选题选定,分别对可行性、迫切性、圈能力三个方面进行权重评定,以1~5分评定5个项目的可行性(1=最不可行,4或5=最可行),第一顺位为本次活动主题。

(三)提出课题

提出课题:如何通过信息化手段,实现输血信息可追溯、管理更便捷精准、患者更安全的全流程输血管理模式?

用血流程如下。

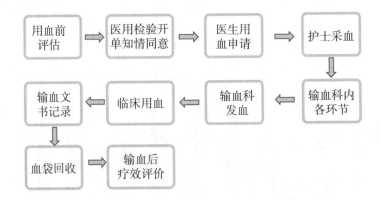

三、主题选定

针对我院要实施输血全流程信息化管控的问题,圈员们开展了头脑风暴,提出了三个备选项目,针对有效性、可行性、及时性、经济性、自主性五项,使用加权评分法选取最高分,确定了本次的活动项目——创建以信息化为基础的输血质量管理模式。通过 QC-STORY 适用判定,判定结果为课题达成型品管圈。

根据输血相关质控标准,确定输血全流程相关质量指标。

输血质量指标(%)	计算公式
输血申请单符合率	月输血申请单填写完整数/同期输血申请单总数×100%
输血(血浆)指征符合率	月输注血浆指征符合数/同期输血浆总次数×100%
输血前传染病检测率	月输血前传染病检测完成人次/同期输血总人次×100%
出库-输注时间符合率	血液出库后 30 分钟内输注数/输血总袋数×100%
输注时间符合率	各种类型的血液在标准时间内输注符合数/输血总袋数×100%
医疗输血记录规范率	输血病程记录(前、中、后)完整次数/输血总次数×100%
护理输血记录规范率	护理输血记录(前、中、后)完整次数/抽查输血总次数×100%
输血不良反应反馈率	月输血不良反应已反馈袋数/同期发血总袋数×100%

输血全流程涵盖了护理环节、医疗环节、输血环节等。护理环节,包括血标本采集运送、输血核对、输注速度控制、输血观察、血袋返还、护理评价记录;医疗环节,包括输血指征评估、患者告知、用血申请、申请审核、输血前传染病检测、病程记录、输血反应处置及报告、用血效果评价;输血环节包括血液预约、储存、配血、发放等。圈员们通过头脑风暴,以信息化为抓手,从制度、流程、人员、设备等方面入手,以结构、过程、结局指标为评价维度,构建输血前、输血中、输血后全流程输血信息化管理模式,并委托查新机构进行查新。查新结果显示未见相同报道,确定了该项目的创新性。

四、计划拟订

甘特图（计划拟订）

What 活动项目	When 时间（2017.7—2019.2）	Who 负责人	How 品管工具	Where 地点
1.课题选择		朱×	标准共识	质改会议室
2.活动计划拟订		褚×	甘特图	质改会议室
3.课题明确目标设定		郑×	文献检查	质改会议室
4.方案拟定		朱×	矩阵图	质改会议室
5.最适策探究		沈×	PDPC法	质改会议室
6.最适策实施		周×	PDPC法	职能科综合办公室
7.效果确认		朱×	直方图雷达图	质改会议室
8.标准化		王×	流程图	质改会议室
9.总结及检讨与改进		朱×	矩阵图	质改会议室
10.下期活动主题		韩×	标准共识	质改会议室

注：因软件开发导致项目延

五、课题明确化

圈员们根据 2017 年 7—9 月的现况调查分析结果,发现目前输血科内环节可由合理用血软件进行全控制(包括血站预约叫血、血液储存、发放、库存清点预警提醒等),而在临床医生环节和护士环节还未形成真正的输血信息化控制。目前,信息化环节的控制率为 33.3%。根据该项目的调查内容,分析现况水准,进行望差值分析,同时从上级方针、圈的优势、预期效果三个评价项目进行评分,最终拟定七大攻坚点。

主题	项目调查	现况水准	期望水平	望差值	拟定攻坚点	上级方针	圈的优势	预期效果	总分	选定的攻坚点
创建以信息化为基础的输血质量管理模式	输血申请单符合	申请单符合率 97.4%	输血申请符合率 100%	2.6%	信息化管控输血申请内容	31	24	21	76	★
					输血科快速知晓输血申请	24	18	13	55	
		输血指征符合率 70.4%	输血前评估率 100%	29.6%	申请时自动提醒判定需要评估的项目(是否符合指征),会诊信息及时到达	33	22	22	77	★
	输血前传染病检测	输血前传染病检测仍有未检测的个例,完成率 97.9%	输血前传染病检测率 100%	2.1%	形成闭环管理,检测无遗漏	31	25	21	77	★

续表

主题	项目调查	现况水准	期望水平	望差值	拟定攻坚点	上级方针	圈的优势	预期效果	总分	选定的攻坚点
创建以信息化为基础的输血质量管理模式	血液出库-输注时间符合	血液出库后追踪较复杂,耗时。以护理书写记录时间为主,存在人为校正	血液出库到输注的时间符合	血液及时输注	从出库到结束,信息可追踪	27	24	23	74	★
					能对血液进行 GPS 定位	22	19	16	57	
	护理记录规范	护理书写模板不统一,记录规范率44.4%	护理书写记录规范率≥90%	45.6%	护理书写提醒时间	21	17	16	54	
					快速完成输血护理记录	32	24	23	79	★
	病历记录规范	医疗病程输血漏记较多,记录规范率39.0%	病程记录规范率≥90%	51.0%	医疗输血记录完整	33	21	25	79	★
					可掌控输血记录率	21	16	18	55	
	输血不良反应反馈率	反馈率100%,人工统计效率低	电子化统计、监测漏报	漏报率0%	异常的输注数据可在后台监控	26	22	21	69	★

评价基准:

1. 重要,3分;次要,2分;微小,1分。

2. 取总分超过半数(59分)且单项得分高于20分者为攻坚点。

单项:$11×3×60\%≈20$ 分。总共:$11×3×3×60\%≈59$ 分。

3. "★"代表选定的攻坚点。

4. 合计有11名圈员参与评分

六、目标设定

目标设定依据相关质控标准，具体如下。

输血质量指标	2017 年 7 月	2017 年 8 月	2017 年 9 月	平均值	目标值
输血申请单符合率(%)	96.82 (366/378)	97.92 (377/385)	97.43 (266/273)	97.39	100.00
输血（血浆）指征符合率(%)	70.48 (117/166)	70.13 (108/154)	70.51 (55/78)	70.37	100.00
输血前传染病检测率(%)	96.59 (170/176)	97.92 (188/192)	99.33 (148/149)	97.95	100.00
出库-输注时间符合率(%)	/	/	61.11 (22/36)	61.11	100.00
输注时间符合率(%)	/	/	73.3 (33/45)	73.30	100.00
医疗输血记录规范率(%)	31.25 (5/16)	50.00 (6/12)	38.46 (5/13)	39.90	90.00
护理输血记录规范率(%)	/	/	55.56 (20/36)	55.56	90.00
输血不良反应反馈率(%)	100.00 (736/736)	100.00 (744/744)	100.00 (474/474)	100.00	100.00

备注：

1.输注（血浆）指征符合是指符合基于专家咨询所得的血浆输注标准。

2.输注时间符合是指根据浙江省质控中心标准同时结合患者临床症状制定输注时间范围。

七、方策拟定及最佳方案确定

围绕管理项目的攻坚点分别对作业性、效益性、挑战性进行效果顺位评定，判定相应改善方案，最终选出八个备选方案，并将其合并成四大方策群组。为探究四大方策群组是否具有可操作性，圈组成员们进行了最佳方策探究，通过PDPC（预测障碍排除）进行障碍判定和副作用判定，以及探讨消除障碍的方法。最后显示，四大方策群组均具有可操作性，并进入实施阶段。

课题	备选方策	障碍判定	副作用判定	消除障碍	判定	方策群组
创建以信息化为基础的输血质量管理模式	输血申请单开具与规范要求相关联	整合分析合理用血软件,分析其数据库结构,符合临床填写规范	系统关联不准确	信息人员与输血科和临床人员沟通设置信息关联顺序	★	I
	改良合理用血软件(明确血浆等输注指征)	各种成分输血指征不够明确且医生也不够熟悉	无	明确血浆等输注指征,咨询省内外专家并确认后设置入软件内	★	I
	大量输血会诊提醒	会诊方未能接收到提醒	无	电脑提醒开单医生开具会诊,手机提醒会诊医生	★	I
	传染病检验各节点(开单、配血前、输血前)提醒	各节点无检验是否完成信息提醒	数据采集错误	信息科设置语音提醒功能,三个节点各个把关	★	I
	PDA提取血液流转时间节点信息	PDA未能与后台连接;PDA未普及	所需要的数据未能采集	开发PDA扫码系统;对科室使用人员进行培训;增加申领PDA	★	II
	形成护理结构化输血记录模板	结构化模板不齐全,数据提取困难	未弹出结构化模板,无法填写	护理部设计护理结构化输血记录模板,并由信息科开发	★	III
	病历记录中自动插入输血评价记录模板	需要数据集成输血软件、检验系统提取正确数据,制定模板	没有自动插入,导致遗漏	信息科改进用血信息提取通路,自动生成医疗输血记录模板	★	III
	将护理记录中的输注异常信息推送给医生并可在后台监控	护理输血记录的异常数据提取困难,医生知晓信息不全	医生输血不良反应上报与护理观察到的情况不匹配	从护理结构化输血模板中导出输血异常结果或不良反应并推送给医生	★	IV

八、方策实施

(一)方策群组一:关联管控输血前重要信息与申请单开具

1.关联管控输血前重要信息与申请单开具。如果医生未执行输血治疗同意书,则无法开具输血申请。

2.在输血前做好传染病检测三道把关(医生、护士、输血科)。

(1)若输血前未检测传染病,则不能提出用血申请。

(2)制定输血前传染病检测核查单。在输血申请单上增加护士确认项,医生开单后由护士核查有无采集"输血前传染病检测"的样本,确认采样后在用血申请单上贴标签并签字;如果用血申请单上未签字确认,则输血科不予以办理用血手续。

(3)在配血前语音提醒输血科,输血科与临床再次核实传染病检测情况;若未核实采集,则输血科不予以发血。

3.输血指征控制。经专家咨询,制定各种成分输血的输注指征。采取信息化管控的方法控制用血。超范围用血必须填写申请理由。软件控制。若48小时内无血凝检测结果,则系统提醒重检。若患者在48小时内未得到血凝检测结果,则无法开出血浆输注申请。

4.大量用血会诊。在用血量达到大量时,系统自动提醒输血会诊;无会诊,则无法再开用血申请单。实现分级审核,信息化管控。

检测数据显示,经信息化管控,输血申请单符合率、输血指征符合率、输血前传染病检测率均达到100%,输血指征把控更严格,年度成分输血量(血浆、血小板、红细胞)均有显著下降。

(二)方策群组二:输血过程 PDA 信息提取,后台监控过程指标

1.信息科负责人与技术人员共同开发 PDA 扫码输血操作流程,实时监控过程数据。

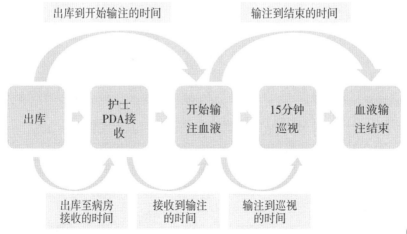

2.给科室使用人员培训 PDA 扫码输血操作流程并增加申领 PDA。

3.实时监控,不断完善。实现后台数据全监控,可追踪每例输血全流程的各节点情况;可统计全院输血过程指标是否符合要求。

4.流程再优化。在改进过程中,发现从出库到输注的时间不符合 30 分钟的例数较多,追踪原因发现原血液出库到输注流程不够优化导致用血延误。因此,开发"主班助手",在血液运达前推送血液具体信息,让医护人员及时做好用血前准备工作。

5.改进中输血信息化管控再延伸。引入智慧病房,通过患者床头电子屏定时推送用血注意事项。

通过数据采集正确性验证后,追踪 1 例用血过程的时间成本由平均 26 分钟下降到 12 秒,工作效率大幅度提升;出库-输注时间符合率、血浆输注时间符合率也大幅度提升。改进后,对输注过程实现全程实时监控,使得输注的有效性和安全性得到保障。

(三)方策群组三:结构化模板及自动插入护理、医疗输血记录

1.设计护理输血记录结构化模板,实现在床边 PDA 上直接勾选,同步上传生成输血护理记录。

2.针对医疗输血记录有遗漏的问题,信息科改进信息提取的通路,实现病历系统自动插入结构化医疗输血记录模板,并能提醒医生修改记录。

3.形成输血闭环专项数据集,可实时查看现诊输血病历及时完成情况及明细,记录完整情况。

改进后,1 例输血的护理记录时间平均节约 2 分钟,医疗记录时间平均节约 6 分钟,输血管理耗时平均节约 26 分钟,输血记录和管理效率大大提高。结构化模板数据采集可通过数据正确性验证,该对策有效。

(四)方策群组四:开发将输血反应从护理端推送至医疗端的功能,实现输血不良事件后台可监控

1.从护理结构化输血模板中提取不良反应信息,并将提取的不良反应信息同步推送到医生平台。

2.将护理推送的不良反应信息与上报平台的输血不良反应数据进行关联,监测漏报率。

3.取消纸质不良反馈单,统一将输血不良反应上报平台。

4.进一步开发合理用血软件,模块在发血前形成核查,保证出库血液质量。

实现将可疑输血不良反应从护理端向医疗端推送的预警机制,减少医护沟通不及时的情况发生;在上报输血不良反应后,将信息自动汇总至不良事件管

理平台,对不良反应数据实现信息化监控,输血不良反应的反馈率达100%。

九、效果确认与标准化

在实施一系列的最佳方策后,统计改进后数据发现,基于信息化的输血管理模式,可以实现输血科内、临床医生、护士各个环节的信息化管控。各项输血质量监控指标均有提升,实现闭环管理。

输血质量指标	改进前		改进后		维持中 (2019年 3—4月)		维持中 (2019年 5—6月)		目标 达成率	进步率
项目	n	率(%)	n	率(%)	n	率(%)	n	率(%)	率(%)	率(%)
输血申请单符合率	1036	97.4	1237	100.0	860	100.0	843	100.0	100.0	2.7
*输血(血浆)指征符合率	398	70.4	115	100.0	70	100.0	110	100.0	100.0	42.0
输血前传染病检测率	517	97.9	460	100.0	327	100.0	350	100.0	100.0	2.1
*出库—输注时间符合率	36	61.0	79	92.1	159	96.2	640	100.0	92.1	51.0
*输注时间符合率	45	73.3	87	94.3	159	98.1	640	100.0	94.3	28.6
*医疗输血记录规范率	41	39.0	37	95.8	42	97.2	43	97.6	111.4	145.6
*护理输血记录规范率	36	44.4	37	100.0	42	100.0	43	100.0	121.9	125.2
输血不良反应反馈率	1954	100.0	1526	100.0	1043	100.0	984	100.0	100.0	实现无纸化

备注:由于指标完成自动提取时间不长,所以部分指标还在改进中。*号项目经统计,差异均有统计学意义。

通过此次品管活动,团队顺利达到了目标,并将相关制度流程标准化,同时也收获了很多附加效益。

1. 2018年4月，台州近10家医院输血科来我院参观信息化的输血全流程管理模式；2019年3月，经中国医院协会推荐，我院成为信息化输血管理模式应用的参观学习示范。

2. 2019年4月，面向全市基层医院做了专题板块推广，得到全市同行和市血站领导的认可与好评。

3. 浙江在线健康网、浙江新闻客户端发表题为"服务高效又暖心，嘉兴二院首推智慧病房"的报道，点击量破30万。

4. 实现输血信息关联、指标提取、同步上传、信息互通。

5. 申请计算机软件著作权三项，已获专利两项（2018SR889546，2018SR408639）。

6. 该项目获得2019年浙江省品管圈大赛进阶组银奖。

十、检讨与巩固

总结这次质量改进活动，经过多部门协作，实现了输血前申请信息化管控，血液储存冷链提醒全程管控，输血过程指标（如出库-输注时间、血液输注时间）监控，输血评价记录同步传输，结局指标（如输血不良反应率等）全信息化提取管控，显著提高了用血质量、安全性和效率。本圈首次运用课题达成型QC手法，使团队整体的品管运用能力有显著进步，但在PDPC手法运用上还需要进一步的学习与探讨。

目前，输血质量指标数据还在持续监控中，成效维持稳定。

参考文献

[1] 丁蔚,周群,赵丹,等.应用问题追踪法加强输血安全管理的实践[J].中华医院管理杂志,2016,32(11):843－845.

[2] 单涛,景慎旗,单红伟,等.基于FMEA优化护理输血闭环管理的研究与应用[J].中国数字医学,2017,12(2):9－11.

[3] 张波.临床用血的全流程信息化应用[J].信息系统工程,2018,(3):121－122.

[4] 钟雪青.临床输血的信息化管理及应用[J].信息与电脑(理论版),2016,(3):191－192.

[5] 邵俊良,徐晓敏,孙玲玲.追踪方法学运用于临床输血质量评价中的价值分析[J].临床输血与检验,2018,20(6):588－591.

[6] 向健,王俊.追踪方法学在临床输血质量评价中的应用[J].中国输血杂志,2016,29(1):102－105.

[7] 于帅,黄用文,郭强,等.临床输血智能管理与评估系统的优化与应用[J].中国输血杂志,2016,29(2):213-217.

[8] 张少强,刘青,邵长峰,等.闭环式信息管理系统对临床输血质量影响分析[J].临床血液学杂志(输血与检验),2018,31(2):297-300.

该项目由嘉兴市第二医院提供。

主要团队成员:朱胜春、沈宇泓、程宁、王宋超、郑叶平

专家点评

该案例基于信息化技术,构建输血质量管理模式,实现输血各环节节点的信息化管控和闭环管理,在业内具有先进性,值得同行借鉴与推广。

该案例团队由质管科、信息科、医务科、护理部、输血科等多部门成员组成。该案例采用课题达成型品管圈,从主题选定、课题明确化、目标设定、方策拟定、最佳方策选定与实施、效果确认与标准化等方面描述创建以信息化为基础的输血质量管理模式的过程。通过采取四大举措,来实现输血质量管理的全程信息化,即:关联重要信息开具申请单;输血过程后台监控指标过程;结构化模板及自动插入功能规范护理、医疗输血记录;输血不良事件后台可监控。项目经过20个月的运行,提升了输血申请单符合率、输血(血浆)指征符合率、护理输血记录规范率等,实现了输血科内、临床医生、护士各个环节的闭环管理。该案例的成果显著,并做了一定的推广。

该案例可从以下几点获得进一步提升:品管项目应该是自下而上的管理,可以更多体现自动自发精神,充分体现团队成员的分工和合作;对目标设定的依据做充分说明,提高客观性。

点评专家:顾继红　杭汉强

案例五

延伸护理协同 MDT 构建住院患者吞咽管理模式

一、团队概况

R 圈成立于 2017 年 7 月,由嘉兴市第二医院康复医学中心的康复医生、康复治疗师和康复护士组成。他们通过通力协作,推进医疗质量安全管理及品质持续改进。

二、选题背景

吞咽障碍是脑卒中患者常见的临床症状和主要后遗症。Klinke 等[1]认为,吞咽障碍不仅会导致患者营养不良,而且给患者带来极大的痛苦。临床上,吞咽障碍多表现为饮水呛咳、误吸、进食困难等[2]。脑卒中 3d 内吞咽障碍的发生率为 42%~67%。其中,1/2 导致误吸,1/3 发展为肺炎[3];而误吸可以导致窒息,严重时可直接导致死亡[4]。因此,对吞咽障碍患者进行早期筛查、评估、宣教并采取有针对性的诊疗措施,对改善吞咽功能及预防营养不良、误吸等并发症是十分必要的。

传统的吞咽障碍治疗虽然也强调团队合作模式,但是其康复护理往往只关注患者的口腔卫生、进食管理、体位管理、分泌物处理及健康指导[5]。而对于吞咽障碍治疗至关重要的是功能改善训练及代偿方法训练,本课题尝试利用延伸护理协同多学科协作(multi-disciplinary team,MDT)构建住院患者吞咽管理模式,旨在充分发挥 MDT 作用,由康复护理人员利用患者平时训练间歇期的碎片化时间,对患者进行吞咽延伸护理训练和肺部感染并发症集束化措施管控,以达到增加患者训练时间、强化训练效果的目的,最终有效提升对患者吞咽障碍的治疗效果和降低肺部感染发生率,缩短住院周期,减少住院费用,提高患者及其家属的满意度。

三、主题选定

面对吞咽障碍发病率高、危害性大,但是现有的吞咽训练又有训练强度有待提高、患方参与度低等问题,圈员们分别从领导重视度、迫切性、可行性和圈能力对备选的五个主题项目进行总体打分,结合课题评分表,分别从有效性、可行性、时间性、经济性、自主性进行加权评分,最终选定将延伸护理协同 MDT 构建住院患者吞咽障碍新模式作为我们本次活动的主题。同时,通过 QC-STORY 适用判定,判定结果为课题达成型品管圈。

圈员们通过分工,应用现场访谈、病历查阅及相关查检表调查的方式,了解到现有的吞咽障碍患者存在吞咽训练有效率低、肺部感染发生率高的现状。经圈会成员讨论,选择将吞咽训练的有效性和肺部感染的发生率作为本项目的评价指标。确定疗效的评价标准如下。①痊愈:吞咽困难消失,饮水试验评定 I 级。②显效:吞咽困难明显改善,饮水试验评定提高 2 个级别。③好转:吞咽困难改善,饮水试验提高 1 个级别。④无效:吞咽困难改善不显著,饮水试验评定无变化。有效是指经吞咽训练后,患者的疗效评价为痊愈、显效及好转。

计算方法为:

吞咽训练有效率=吞咽训练有效人次数/入选吞咽障碍训练总人数×100%。

肺部感染发生率=肺部感染发生人次数/入选吞咽障碍训练总人数×100%。

圈员们通过头脑风暴,以 MDT 为抓手,分别从人员、技术、方法、制度流程以及信息技术等方面构建了一个吞咽管理的新模式,并委托查新机构进行查新。查新结果显示未见相同报道,确定了本项目的创新性。延伸护理协同MDT 构建住院患者吞咽管理模式如下。

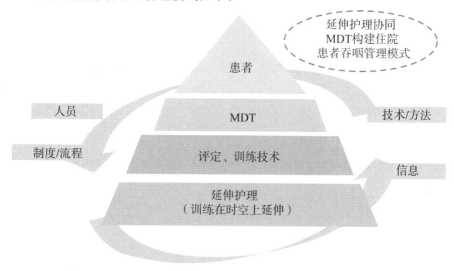

四、计划拟订

圈员们拟订了活动计划甘特图。

活动项目	时间（2017.7—2018.6月）	负责人 Who	确定方法 How	地点 Where
主题选择	P(25%)	时×	文献、头脑风暴	康复病区
设定目标及可行性分析		姚×	文献检索	康复病区
提出方案并确定最佳方案		朱×	文献、头脑风暴	康复病区
方案拟定		王×	矩阵图	康复病区
最适策探究	D(55%)	沈×	PDPC法	康复病区
最适策实施与检讨	C(55%)	金×	PDPC法	康复病区
效果确认		沈×	统计分析、雷达图	康复病区
标准化		朱×	流程图	康复病区
总结		王×	标准共识	康复病区
下一步的目标	A(15%)	沈×	矩阵图	康复病区

五、课题明确化

圈员们回顾性调查了 2017 年 5—6 月吞咽障碍患者的相关数据，得出吞咽障碍患者的吞咽训练有效率为 53.7%（36/67），肺部感染的发生率为 29.9%（20/67）。吞咽障碍患者康复延伸训练流程如下。

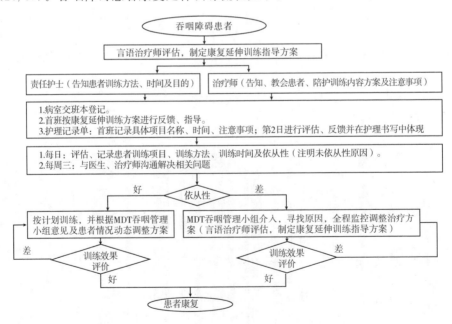

　　根据项目的调查内容,分析现况水准,进行望差值分析,同时从上级方针、圈的优势、预期效果三个评价项目进行评分,最终拟定五大攻坚点,分别为提高吞咽功能评估准确率、改进吞咽障碍训练技术、提高患者吞咽训练依从性、评估筛选高危误吸患者及加强肺部感染预防措施的落实。

主题	项目调查	现况水准	期望水平	望差值	拟定攻坚点	评价项目				选定的攻坚点
						上级方针	圈的优势	预期效果	总分	
延伸护理协同 MDT 构建住院患者吞咽管理模式	吞咽功能训练有效率	53.7%	88.0%	34.3%	提高吞咽功能评估准确率	27	25	25	77	★
					筛选高危患者	15	19	15	49	
					改进吞咽障碍训练技术	19	16	20	55	★
					改进训练工具	14	15	19	47	
					提高患者吞咽训练依从性	19	15	18	52	★
					增加吞咽训练量	14	16	14	44	
					加强检查监督机制	18	13	14	45	
					改进评估方法	21	13	13	47	
	肺部感染发生率	29.9%	9.0%	20.9%	评估筛选高危误吸患者	25	21	24	70	★
					优化吞咽健康教育处方	19	15	13	47	
					采取多种形式健康教育方法	17	12	13	42	
					加强肺部感染预防措施的落实	27	22	27	76	★

1. 重要:3分;次要:2分;微小:1分。
2. 取总分超过50分且单项得分高于16分者为攻坚点。
3. "★"代表选定的攻坚点。
4. 合计圈员9人参与评分。

六、目标设定

　　结合文献,分析国内标杆医院康复医学科的现状,优秀的康复医学吞咽管理模式下的吞咽功能训练有效率为86.6%[6],吞咽障碍后的肺部感染发生率为

$10.8\%^{[7]}$。结合我科自身情况,经圈会讨论决定将本次课题的目标设定为吞咽功能训练有效率≥88.0%,肺部感染发生率≤9%。

七、方策拟定

围绕管理项目的攻坚点,分别对作业性、效益性、挑战性进行效果顺位评定,判定相应的改善方案,最终选出 13 个备选方案,并将其合并为两大方策群组:①提高吞咽训练的有效性;②降低肺部感染的发生率。

主题	管理项目	攻坚点	改善方案	评价项目					判定
				作业性	效益性	挑战性	总分	效果顺位	
延伸护理协同MDT构建住院患者吞咽管理模式	提高患者的吞咽功能	提高吞咽功能评估准确率	(1)医治护采取集中式吞咽功能评定	1	1	1	3	4	
			(2)加强吞咽评定结果的检查监督	18	19	15	52	3	
			(3)成立 MDT 吞咽管理小组	19	20	18	57	2	★
			(4)加强吞咽评定培训(V-VST、TOR-BSST、VFSS)	23	24	23	70	1	★
		提高患者吞咽训练依从性	(1)优化吞咽健康教育处方	20	15	21	56	5	
			(2)建立标准化信息沟通模板	24	25	26	75	1	★
			(3)明确医治护团队各自的宣教重点	20	19	23	62	4	
			(4)优化吞咽障碍患者宣教流程	25	22	22	69	3	★
			(5)优化吞咽治疗流程	23	25	24	72	2	★
		改进吞咽障碍训练技术	(1)治疗师采用肌电生物反馈治疗技术	26	25	26	77	2	★
			(2)明确医治护团队的工作职责	15	11	21	46	5	
			(3)治疗师采用颈部控制技术进行吞咽训练	21	27	26	74	3	★
			(4)医生采用 rTMS 技术进行吞咽辅助治疗	21	24	21	66	4	★
			(5)护士采用间歇性置管营养技术进行康复训练	25	27	26	78	1	★

续表

主题	管理项目	攻坚点	改善方案	评价项目					判定
				作业性	效益性	挑战性	总分	效果顺位	
延伸护理协同 MDT 构建住院患者吞咽管理模式	预防患者肺部感染	评估筛选高危误吸患者	(1)按患者年龄及病情轻重进行评估	11	12	14	37	2	
			(2)采用误吸高危因素表进行评估	24	22	25	71	1	★
		加强肺部感染预防措施的落实	(1)采用床边呼吸功能延伸训练	25	23	25	73	2	★
			(2)采用负压冲洗式口腔护理	26	26	25	77	1	★
			(3)合理摆放体位	25	18	24	67	3	★

评价基准：

1.重要:3分;次要:2分;微小:1分。

2.合计圈员 9 人参与评分。

方策群组拟定

为探究方策群组是否具有可操作性,圈员们进行了最佳方策探究,通过采用 PDPC(预测障碍排除)法,进行障碍判定和副作用判定,并探讨消除障碍的方法。最后结果显示,两大方策群组均具有可操作性,并进入实施阶段。

课题	备选方策	障碍判定	副作用判定	消除障碍	判定	方策群组
延伸护理协同 MDT 构建住院患者吞咽管理模式	成立 MDT 吞咽管理小组	人员配置比例不足,工作职责与内容不明确	效果不佳	经圈会讨论决定,由 MDT 吞咽管理小组成员制定 MDT 工作职责及计划,制定吞咽床边护理延伸训练流程	√	I
	加强吞咽评定培训(V-VST、TOR-BSST、VFSS)	培训效果不到位	无	实行理论培训与操作实践相结合的培训考核制度	√	I
	优化吞咽障碍患者宣教流程	医治人员工作量大,疏于宣教	患者对吞咽训练的重要性认识不足	圈会讨论确定和细化吞咽障碍患者宣教流程	√	I

续表

课题	备选方案	障碍判定	副作用判定	消除障碍	判定	方策群组
延伸护理协同MDT构建住院患者吞咽管理模式		原有吞咽治疗流程不合理	时常会有治疗项目冲突	实行MDT吞咽管理小组负责制	×	
	建立标准化信息沟通模板	标准化模板内容不齐全	无	采用头脑风暴方式商量标准化信息沟通模板内容	√	Ⅰ
	治疗师采用肌电生物反馈治疗技术	患者训练项目众多,训练时间有冲突	效果不佳	合理排班,错时上班	√	Ⅰ
	医生采用rTMS技术进行吞咽辅助治疗	患者训练项目众多,训练时间有冲突	患者训练量不足,致使训练效果不理想	由患者的吞咽治疗组长统筹安排患者的训练项目及时间	√	Ⅰ
	护士采用间歇性置管营养技术进行康复训练	患者不能接受每日多次置管	咽喉部不适、呛咳	对患者加强进行此吞咽技术重要性的宣教,做好风险防控措施	√	Ⅰ
	采用误吸高危因素表进行评估	评估流程繁琐,执行不到位	漏筛误吸高危人员	强调评估的重要性,加强检查监督	√	Ⅱ
	采用床边呼吸功能延伸训练	与吞咽床边延伸训练内容冲突	无	明确吞咽床边延伸训练内容必须包括床边呼吸功能训练	√	Ⅰ
	采用负压冲洗式口腔护理	患者对其重要性的认识不足,拒绝购买耗材	恶心、呛咳	加强患者对此重要性的宣教,做好风险防控	√	Ⅱ
	合理摆放体位	患者对体位合理性的认识不足	患者有疲劳感	设置卧位提醒标识,制作卧位角度标尺	√	Ⅱ

八、方策实施

(一)提高吞咽训练的有效性

1. 成立MDT吞咽管理小组,明确人员职责,并对吞咽治疗流程进行优化。

2. MDT吞咽管理小组每周进行病例讨论,制定个性化吞咽障碍训练方案。

3. 对医治护团队进行吞咽相关知识培训,建立信息沟通模板,优化吞咽障碍宣教流程。

4.对吞咽评定进行技术改进。采用吞咽造影检查,进行吞咽障碍的金标准评定或进行容积黏度测试及燃料测试,最后筛选出高危误吸患者。

5.用食物增稠剂对食物进行性状改良,改造饮食器具,并发明专利分药器,将难以吞咽的片剂药品进行物理分割,以利于吞咽,保证摄食安全。

6.将先进的吞咽训练技术用于个体化治疗。将球囊导管扩张术及间歇性置管营养技术、肌电生物反馈、经颅磁刺激治疗应用于吞咽训练。

7.利用患者训练间歇期的碎片化时间,加强吞咽的床边延伸护理训练。

8.通过网约护士服务,让吞咽护理延伸训练走入社区与家庭。

随着该方策的落实,吞咽障碍患者的吞咽训练有效率得到大幅度提升。

(二)降低肺部感染的发生率

1.对所有吞咽障碍患者进行高危误吸评定,以筛选高危患者;自制卧位角度标尺,进行合理的体位管理。

2.对误吸高危的吞咽障碍患者加用早晚两次的负压冲洗式口腔护理。

3.设置卧位摆放的时间提醒标识,加强床边呼吸功能延伸训练。

随着该方策的落实,吞咽障碍患者的肺部感染发生率得以进一步下降。

九、效果确认与标准化

经过一系列的最佳方策实施以后,我们再次检查吞咽训练的有效率及肺部感染的发生率,发现吞咽训练有效率从 53.7% 上升至 93.9%,圆满完成任务,$P<0.05$,有统计学意义;肺部感染的发生率从 29.9% 下降至 15.2%,虽未达到 9% 的预期目标,但下降幅度经统计学比较,也具有统计学意义,而且在后期的成效维持阶段,我们再次通过圈会讨论、分析原因、落实整改措施后,使肺部感染率维持在 10.3%。

吞咽训练有效率改善前后对比								
项目	Ⅳ级	Ⅴ级	痊愈	显效	好转	无效	有效率	χ^2	P
①改进前(2017年5—6月)	35	32	12	18	6	31	53.7		
②改进后(2018年3—4月)	34	32	20	31	11	4	93.9	27.721*	<0.001
③成效维持(2018年7—8月)	27	31	17	28	9	4	93.1	23.904**	<0.001
H 值	0.463								
P	>0.05								

备注:1.本项目入选的改善前后两样本吞咽障碍患者一般信息及吞咽功能评级对比,差异无统计学意义($P>0.05$),具有可比性。

2.* 表示①②比;** 表示①③

肺部感染的发生率的改善前后对比					
项目	发生例次	未发生例次	发生率(%)	χ^2	P
改进前(2017 年 5—6 月)	20	47	29.9		
改进后(2018 年 3—4 月)	10	56	15.2	4.112*	0.043
成效维持(2018 年 7—8 月)	6	52	10.3	7.180**	0.007

备注:1.本项目入选的改善前后的吞咽障碍患者一般情况及吞咽功能评级对比,差异无统计学意义($P>0.05$),具有可比性。

2. *表示①②比;**表示①③

通过此次品管活动,团队顺利达到目标,并将相关制度流程标准化,同时也收获了很多附加效益。

1.发表论文 2 篇,国家级论文交流 3 篇,获奖 1 篇,国际交流 1 篇,同时获中国科学技术协会优秀论文、中华医学会优秀论文及中华护理学会优秀论文 3 项大奖。

2.成功申报浙江省科技厅等的多个科研项目。

3.入选院级新技术、新项目 4 项,培养吞咽专科护士及吞咽专科治疗师各 1 名。

4.在 2018 年度举办的浙江省康复护理技能大赛中,我院的康复护理技术(包括吞咽训练在内)荣获省级团体一等奖及个人一、二等奖;随后,团队还代表浙江省参加国家级康复护理技能大赛,并荣获国家级团体金奖。

5.将我科已标准化的吞咽训练技术、宣教及操作流程推广应用到嘉兴周边有需要的四家医院。并且在改进期间,全国先后有 18 个省 39 家医院的专科护士前来学习和交流。

十、检讨与巩固

通过本次品管活动的实施,吞咽障碍患者的吞咽训练有效率得到了有效提升,肺部感染发生率也明显降低。同时,通过此次品管活动,我们也收获了很多无形成果,这在往后的工作中也必将继续保持。但是在改进后期,发现肺部感染的发生率虽有明显下降,但是未能达预期目标,这可能是因为肺部感染的发病机制与众多发病因素有关,单纯靠加强吞咽管理进行干预并不能达到目标。因此,在今后的工作中,我们更应该关注对患者的全面身体评估及相关预防措施的落实。

目前,目标数据一直在持续监测中,成效维持稳定。

参考文献

[1] Klinke ME, Hafsteinsdottir TB, Thorsteinsson B, et al. Living at home with eating difficulties following stroke: A phenomenological study of

younger people's,sexperiences[J]. J Clin Nurs,2014,23(1/2):250－260.

[2] Ramsey DJ,Smithard DG,Kalra L. Early assessments of dysphagia and aspiration risk in acute strokepatients[J]. Stroke,2003,34(5):1252－1257.

[3] Winstein CJ,Stein J,Arena R,et al. Guidelines for adult stroke rehabilitation and Recovery：A guideline for healthcare professionals from the American Heart Association/American Stroke Association [J]. Stroke,2016,47(6):e98.

[4] 李慧娟,陈妙霞,安德连,等.脑卒中后吞咽障碍标准化康复护理模式的构建与实施[J].中华物理医学与康复杂志,2016,38(5):366－368.

[5] 朱美红,时美芳,万里红,等.吞咽-摄食管理预防脑卒中吞咽障碍患者相关性肺炎的研究[J].中华护理杂志,2016,51(3):294－298.

[6] 时贞娟.早期个体化康复训练对老年假性球麻痹的影响[J].中华老年心脑血管杂志,2013,15(9):982－983.

该案例由嘉兴市第二医院提供。
主要团队成员:朱美红、沈雅萍、时美芳、郑叶平、朱胜春

专家点评

　　该案例针对吞咽障碍这一脑卒中患者常见的临床症状,采用多学科联合讨论的工作模式,建立了创新型的治疗管理模式,并在地区内推广应用,同时取得了一系列科研成果,值得业内推广借鉴。该案例采用课题达成型品管圈,从课题明确化、目标设定、方策拟定、最佳方策选定与实施、效果确认等方面描述住院患者吞咽管理模式构建的整个过程。该案例通过构建吞咽障碍管理新模式和制定吞咽障碍患者肺部感染集束化预防措施实现住院患者吞咽管理新模式。经过 12 个月的运行,其极大地改善了康复护理中患者的吞咽功能,降低了肺部感染的发生率,证实该管理模式能确保患者康复治疗的平稳、规范、有效性,推进吞咽障碍患者康复护理治疗工作的高质量发展。

　　该案例可从以下几点获得进一步提升:课题查新不够规范,应引入第三方查新机构进行课题查新;引入 MDT 的工作效果不明显,可进一步加强多学科交流和协作;针对吞咽障碍患者的治疗时间节点还需进一步明确;推广应用仅在地区内进行,可以在日后加强项目适宜性、扩大同行交流、提高项目推广的应用范围。

点评专家:顾继红　张　一

案例六

降低手术人员血源性职业暴露的发生率

一、团队概况

爱护圈于 2017 年 4 月组圈,由圈长 1 名、辅导员 1 名、圈员 8 名组成,成员涉及手术室、医院感染科和各手术科室,平均年龄 32.20 岁±4.44 岁。团队致力于手术感染控制、手术安全管理,为患者提供安全、高效、完善的手术服务。

二、选题背景

梅毒螺旋体(treponemiapallidum,TP)、乙型肝炎病毒(hepatitis B virus,HBV)、丙型肝炎病毒(hepatitis C virus,HCV)、人类免疫缺陷病毒(human immunodeficiency virus,HIV)、疟原虫(malaria)、结核杆(taberculosis)、布鲁斯杆菌(brucellosis)等 20 多种血载传播病原体可通过微小创伤感染机体[1]。由于医院工作环境及服务对象有特殊性,所以医务人员发生血源性职业暴露的风险极高。并且,乙型肝炎在我国高发,艾滋病也已经进入快速增长流行期[2]。手术室是血液暴露密集、锐器使用广泛的特殊环境,工作人员在这里频繁接触缝针、手术刀、剪等锐利器械及患者血液、体液、分泌物等,因此手术室成为血源性职业暴露的高发场所[3]。11.7%的手术室工作人员存在意外的血液直接接触机会[4]。而目前除 HBV 有疫苗可预防外,HCV、HIV 尚无有效的预防用药[5]。如何有效减少手术人员血源性职业暴露的发生?根据卫生部《血源性病原体职业接触防护导则》[6]的要求,结合手术室工作实际,了解和掌握手术室医务人员职业暴露的方式、发生特征、损伤部位、暴露后处理等情况,找出手术人员发生血源性职业暴露的原因,制定有效防范措施,显得尤为重要。

三、主题选定

根据我院手术工作中的薄弱环节及存在的问题,圈员们通过头脑风暴提出了六个备选主题,通过主题评价表对可行性、迫切性、重要性、上级政策、圈能力五个方面进行评分,将得分最高的主题确定为本次活动的主题——降低手术人员血源性职业暴露的发生率。

根据《血源性病原体职业接触防护导则》里的定义,血源性病原体(bloodborne pathogen)是指存在于血液或某些体液中的能引起人体疾病的病原微生物,例如 HBV、HCV 和 HIV 等。职业接触(occupational exposure)是指劳动者在从事职业活动中,通过眼、口、鼻及其他黏膜、破损皮肤或非胃肠道接触含血源性病原体的血液或其他潜在传染性物质的状态。根据手术室实际工作,手术人员指参与手术过程的全体人员,包括手术医生、麻醉医生、手术室护士、手术室工人等与手术相关的人员。

衡量指标:每月手术人员血源性职业暴露的发生率(%)。

计算方法:

每月手术人员血源性职业暴露的发生率(%)=每月手术人员血源性职业暴露人数/每月手术人员总人数×100%。

四、计划拟订

圈员们拟订了活动计划甘特图。

月份周期 活动项目	4月		5月				6月					7月				8月				9月				10月				负责人
	3	4	1	2	3	4	1	2	3	4	5	1	2	3	4	1	2	3	4	1	2	3	4	1	2	3	4	
主题选定																												沈×
活动计划拟订																												杨×
现状把握																												费×
目标设定																												朱×
解析																												孙×
对策拟定																												吴×
对策实施与检讨																												邱×
效果确认																												叶×
标准化																												费×
检讨及改进																												吴×
资料整理及发表																												沈×

（图中云形批注：在现状把握、解析时,数据量大,实际实施时间往后）

五、现况把握

圈员们根据手术工作流程确定调查方式、调查场所、负责人等。2017 年5 月,通过现场调查＋查询职业暴露登记表的方式,调查手术人员 154 人。其中,发生血源性职业暴露的有 13 人次,手术人员血源性职业暴露的发生率为8.44%。手术工作流程如下。

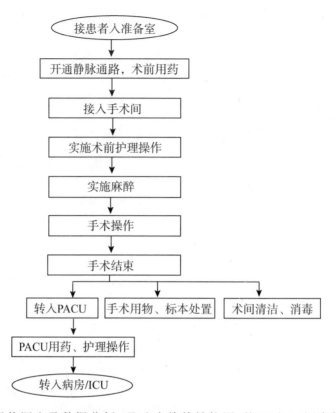

根据现状调查及数据分析,通过改善前柏拉图,按 80/20 法则确定本期活动改善的重点为黏膜暴露、锐器伤。

项目	黏膜暴露	锐器伤	皮损	其他	合计
人次	7	3	2	1	13
百分比(%)	53.85	23.08	15.38	7.69	100.00
累计百分比(%)	53.85	76.93	92.31	100.00	

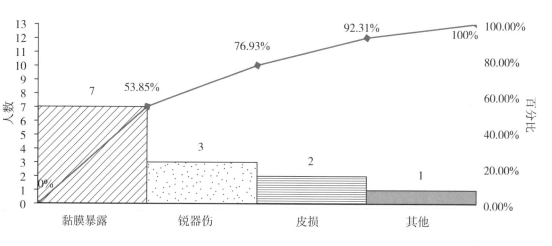

改善前柏拉图

六、目标设定

根据主题评价表得出圈能力为 85%。

目标值计算公式：目标值＝现况值－（现况值×累计百分比×圈能力）

计算目标值，目标值为 2.92%。

改善幅度＝（改善前－改善后）/改善前×100%。

改善幅度为 65.40%。

七、要因分析

圈员们从人、物、法、环四个方面分析手术人员发生黏膜暴露及锐器伤的原因，通过特性要因评价表选定问题要因。手术人员发生黏膜暴露的要因有体液吸引不全，培训不足，防护意识缺乏，人多物少，高压水枪、气枪造成液体飞溅，工作流程张贴不到位、查阅不方便。手术人员发生锐器伤的要因有垃圾混放，操作台杂乱，术中锐器放置不规范，术中操作未执行无接触传递，手术工人操作培训不足，锐器盒大小规格不合适。并于 2017 年 6 月对可查检要因进行真因验证，确定黏膜暴露的真因是高压水枪、气枪造成液体飞溅和防护意识缺乏；锐器伤的真因是术中操作未执行无接触传递和锐器盒大小规格不合适。

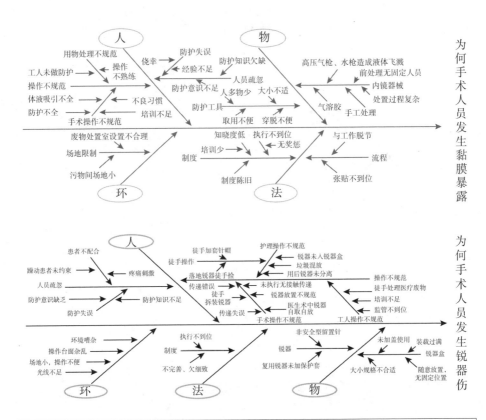

为何手术人员发生黏膜暴露

为何手术人员发生锐器伤

编号	特性要因中的原因		圈员打分情况										总分	排名	选定
	中原因	小原因	圈员	圈员	圈员	圈员	圈员	圈员	圈员	圈员	圈员	圈员			
1	人员疏忽	防护意识缺乏	5	5	3	5	3	5	5	5	3	5	44	2	✓
2		防护知识不足	3	5	5	3	1	3	1	3	5	3	36	8	
3		经验不足	3	3	3	1	1	3	3	5	3		28	18	
4		侥幸心理	1	1	3	1	3	3	1	3	3	1	20	24	
5	操作不规范	手术防护不全	3	3	5	3	5	3	5	5			34	9	
6		体液吸引不全	5	3	5	5	5	3	5	3			42	3	✓
7		操作不熟练	3	3	1	3	3	3	1	3	5		32	12	
8		器械处理防护不全	3	3	5	3	5	3	1	1	3		28	18	
9		不良习惯	1	1	3	1	3	3	1	3	1		18	25	
10		培训不足	5	3	5	3	3	3	5	5	3		42	3	✓

表题：手术人员发生黏膜暴露特性要因评价表(黏膜暴露)

续表

编号	中原因	小原因	圈员	圈员	圈员	圈员	圈员	圈员	圈员	圈员	圈员	圈员	总分	排名	选定
11	防护用具	成本高	3	3	5	3	1	1	3	3	3	5	30	16	
12		人多物少	5	5	3	5	3	3	5	1	5		40	6	✓
13		取用不便	3	5	3	3	1	1	3	3	5	1	28	18	
14		大小不合适	3	5	3	1	3	5	3	1	3		32	12	
15		穿脱不便	3	5	3	1	3	5	3	1	3		32	12	
16	内镜器械处置	处理繁琐	3	3	5	5	3	5	3	3	3	5	38	7	
17		手工处理	3	3	3	3	5	3	5	3	5	1	34	9	
18		前处理无固定人员	5	5	5	3	1	3	3	3	1	3	32	12	
19		高压水枪、气枪造成液体飞溅	5	5	5	5	5	5	5	5	5	5	50	1	✓
20		气溶胶	3	3	3	3	3	3	3	3	3	3	32	12	
21	环境因素	污物间场地限制	3	3	1	3	1	3	3	3			30	16	
22		处理废物设置不合理	3	3	5	5	3	3	3	3	3	3	34	9	
23	制度、流程因素	制度、流程陈旧，不符合工作实际	3	3	3	5	1	1	1	3	3	3	26	22	
24		张贴不到位、查阅不方便	5	3	3	5	5	1	5	5	5	5	42	3	✓
25		执行不到位	5	3	1	5	3	3	3	3			28	18	

说明：重要的 5 分，一般的 3 分，不重要的 1 分，根据 80/20 法则选定要因

			手术人员发生黏膜暴露特性要因评价表（锐器伤）												
编号	中原因	小原因	圈员	圈员	圈员	圈员	圈员	圈员	圈员	圈员	圈员	圈员	总分	排名	选定
1	防护失误	躁动患者未约束	3	3	1	3	1	3	1	1	3	3	22	28	
2		防护意识不足	3	3	5	3	5	5	3	3	3	3	36	9	
3		防护知识缺乏	3	3	5	3	3	3	3	3	3	3	32	13	
4	手术操作不规范	徒手拆装锐器	5	5	3	3	5	3	3	3	3	5	38	7	
5		未执行无接触传递	5	5	5	5	5	5	5	5	3	5	44	3	✓
6		传递错误	3	1	1	3	1	1	3	3	3	1	18	29	

续表

编号	特性要因中的原因		圈员打分情况										总分	排名	选定
	中原因	小原因	圈员	圈员	圈员	圈员	圈员	圈员	圈员	圈员	圈员	圈员			
7	手术操作不规范	锐器放置不规范	5	5	3	3	5	5	5	5	5	5	46	1	✓
8		医生术中锐器自取自放	3	5	3	1	5	3	3	5	3	1	32	13	
9		传递失误	3	3	1	1	1	1	3	1	1	1	16	30	
10	护理操作不规范	徒手回套针帽	3	3	5	1	1	3	3	5	3	3	30	17	
11		使用后锐器未立即入锐器盒	5	3	3	1	3	5	1	3	3	3	30	17	
12		操作不熟练	3	1	3	3	1	3	3	1	3	3	24	25	
13		垃圾混放	5	5	5	3	5	5	5	5	3	3	44	3	✓
14		术后锐器未分离	5	5	3	1	5	3	5	1	5	5	38	7	
15	工人操作不规范	徒手处理医疗废物	3	3	1	1	3	3	3	5	3	3	30	17	
16		未使用防护用具	3	3	3	5	1	1	3	3	1	1	24	25	
17		培训不足	5	5	5	5	5	5	5	5	3	5	46	1	✓
18		缺乏监管	5	5	3	3	3	5	3	3	3	3	36	9	
19	锐器因素	非安全性留置针	5	3	5	3	3	3	3	3	3	3	34	11	
20		复用锐器无保护套	3	3	1	1	3	3	5	3	3	3	28	21	
21	锐器回收盒	未加盖使用	3	5	3	3	1	1	1	1	3	3	24	25	
22		过满装载	5	3	5	3	1	3	5	1	1	5	32	13	
23		大小规格不合适	5	5	5	3	3	5	5	5	3	5	44	3	✓
24		锐器盒随意放置，无固定位置	3	3	1	1	3	1	3	1	5	5	26	23	
25	环境因素	操作台杂乱	5	3	5	5	5	5	5	3	3	5	44	3	✓
26		场地局限，操作不便	3	3	3	3	1	3	3	5	1		28	21	
27		光线不足	3	3	5	3	3	5	5	1	3	3	34	11	
28		环境嘈杂	1	1	3	3	3	5	1	3	3	3	26	23	
29	制度因素	执行不到位	5	3	5	3	3	1	1	3	3	1	32	13	
30		不完善，欠细致	1	5	3	3	3	3	5	3	1	3	30	17	

说明:重要的 5 分,一般的 3 分,不重要的 1 分,根据 80/20 法则选定要因

真因验证柏拉图

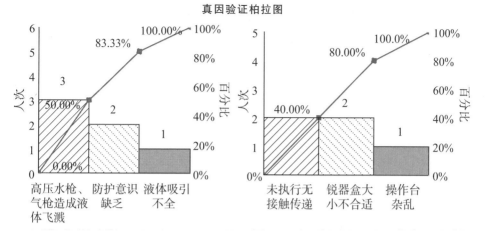

八、对策拟定

圈员们针对问题的真因,提出相应对策措施。通过对策评价表,从可行性、经济性、效益性三个方面选取对策措施,按80/20法则,将评分≥120分的选为可执行对策。选取10条对策措施,并整合为3项对策内容:①正确使用高压水枪、气枪,正确防护,改变内镜器械干燥方式;②加强培训,提高防护意识,正确执行操作规范;③根据手术室锐器特点采购不同型号的锐器盒,规范锐器盒使用。

问题	真因	对策措施	可行性	经济性	效益性	总分	采纳	实施时间	负责人	对策编号	对策合并
				评价							
黏膜暴露	高压水枪、气枪造成液体飞溅	张贴高压水枪、气枪的正确操作规范	40	36	28	104					
		对高压水枪、气枪的使用进行培训	40	40	40	120	√	6月26日	费×	①	对策一①②③
		专人负责内镜器械的清洗、包装、灭菌等工作	44	24	32	100					
		配备内镜清洗使用的防护工具,并定位放置,及时清洁,及时更新	48	40	46	134	√	6月26日	杨×	②	对策一①②③
		采购内镜干燥柜,改变内镜器械的干燥方式,减少气枪使用	44	42	44	130	√	7月14日	杨×	③	对策一①②③
		将内镜器械送消毒供应中心清洗、包装、灭菌	28	38	30	96					

续表

问题	真因	对策措施	评价			总分	采纳	实施时间	负责人	对策编号	对策合并
			可行性	经济性	效益性						
黏膜暴露	防护意识缺乏	科内定期组织相关知识的业务学习及培训	36	44	42	122	√	7月1日	费×	④	对策二④⑤⑥⑦⑧
		有新人（轮转、进修、实习等）入科带教时，由带教人员对相关院感、职业暴露、职业防护等相关知识进行带教	46	40	38	124	√	7月1日	孙×	⑤	对策二④⑤⑥⑦⑧
		联合各手术科室，每年由科内院感管理专员为科内所有人员进行院感、职业防护、职业暴露等内容的培训，上、下半年各一次	32	40	36	108						
		与各手术科室沟通，由该组医生负责对新入员工进行相关知识的培训	28	32	36	96						
		在手术室醒目位置张贴相关职业暴露、职业防护、标准预防、感染手术管理等的流程及制度	44	42	42	128	√	7月15日	沈×	⑥	对策二④⑤⑥⑦⑧
锐器伤	未执行无接触传递	由专人对手术洗手配合进行一对一带教。考核合格后，可独立工作。手术配合考核由实地完成	46	36	40	122	√	7月1日	孙×	⑦	对策二④⑤⑥⑦⑧
		手术带教按照规范、统一的原则，巡回、洗手互相配合、监督、提醒，护士长实地不定期抽查	42	32	34	108						
		手术中提醒医生锐器的使用、传递、放置规范，逐步改掉手术中的不良习惯	43	36	34	112						
		争取各手术科室的配合，医护共同学习职业暴露、职业防护、手术配合及锐器伤等相关知识，促进医护手术配合中的规范操作	44	36	42	122	√	7月15日	孙×	⑧	对策二④⑤⑥⑦⑧

续表

问题	真因	对策措施	评价			总分	采纳	实施时间	负责人	对策编号	对策合并
			可行性	经济性	效益性						
锐器伤	锐器盒大小不合适	培训手术人员、工人等正确使用锐器盒	42	34	26	102					
		各手术间及操作间根据所使用锐器的不同选择合适的锐器盒	40	42	46	128	√	7月1日	沈×	⑨	对策三⑨⑩
		采购不同型号的锐器盒	48	40	40	128	√	7月1日	沈×	⑩	对策三⑨⑩
		及时采购手术中要使用的锐器盒(针盒)	36	36	36	108					

九、对策实施

(一)正确使用高压水枪、气枪,正确防护,改变内镜器械的干燥方式

规范高压水枪、气枪的操作,配备各类型喷嘴接头,紧密衔接管腔类器械,减少液体飞溅;配备多规格、多型号的内镜器械清洗防护用具,方便使用,防护用具专人管理、定位放置、定期更新,并正确、规范使用;采购内镜器械干燥柜,减少用人工干燥器械方法的使用,减少高压气枪的使用,减少黏膜暴露。

圈员们确定对策实施时间,在规范操作标准、跟进采购物品、器材等方面明确分工,确定相关内容的负责人,及时反馈措施落实情况、收集数据,及时发现措施实施过程中所存在的问题,不断完善措施。

数据显示,手术人员因使用高压水枪、气枪时液体飞溅而造成的人员黏膜暴露由改善前的4例下降至改善后的0例。

(二)加强培训,提高防护意识,正确执行操作规范

联合各手术科室加强培训,尤其是职业暴露、职业防护、标准预防等知识的培训,及对新入科、轮转、进修、低年资工作人员的统一培训,提高手术人员的防护意识。规范手术操作配合的标准,如术中锐器传递的正确示范,从理论讲解、视频教学到操作示范,规范术中锐利器械的传递。

该措施实施后,经效果确认,手术人员锐器伤由改善前(当月手术人员总人数为154)的3例下降至改善后(当月手术人员总人数为155)的2例。

(三)根据手术室锐器特点采购不同型号的锐器盒,规范锐器盒的使用

随着内镜手术的开展及一次性使用锐器种类的增加,常规应用于盛放输液针

头、手术缝针、手术刀片等小型锐器的锐器盒不再适用。根据我院手术类型及锐器特点,采购适合手术室使用的锐器盒并规范使用。根据不同操作场所的需要、锐器的大小等,选择合适的锐器盒,锐器不外露,锐器盒装载合理,规定时间内及时更换。

该措施实施后,经效果确认,因锐器盒不合适造成锐器外露而发生锐器伤的情况由改善前的 2 人下降至改善后的 0 人。

十、效果确认与标准化

经过品管圈活动,团队顺利达到改善目标,手术人员血源性职业暴露发生率由改善前的 8.44% 下降至改善后的 1.94%,目标达成率为 107.32%,进步率为 77.01%。在圈活动中,圈员们的能力得到明显提升,在责任心、自信心、沟通能力、主动性、团队协作等方面都均有明显的进步。同时,将相关制度标准化,指导手术人员在手术过程中遵循标准预防的原则,在不同工作内容中正确选择合适的防护用品,熟练、正确地使用防护技术及用品,正确处理职业暴露。

改善后(8月份)手术人员血源性职业暴露调查汇总表					
项目	黏膜暴露	锐器伤	皮损	其他	合计
人数	0	2	1	0	3
百分比(%)	0	66.67	33.33	0	100.00
累计百分比(%)	0	66.67	100.00	100.00	

改善前后手术人员血源性职业暴露发生率比较			
项目	改善前	改善中	改善后
月份	5 月	7 月	8 月
职业暴露发生率(%)	8.44	5.84	1.94

十一、检讨与巩固

回顾本期圈活动的过程,我们看到了自己的优点,圈活动中分工明确,圈员们配合积极,改进主题符合手术室当前工作需要,圆满达到了预期目标。但同时也有不足,手术工作人员多、流动大,在培训、沟通等方面仍存在一定困难。

目标数据一直在持续监测中,效果稳定,手术人员血源性职业暴露发生率保持在目标值以下。

参考文献

[1] Goniewicz M，Wioszczak-Szubzda A，Niemcewicz M，et al. Injuries caused

by sharp instruments among healthcare workers-international and Polish perspectives[J]. Annals of Agricultural and Environmental Medicine, 2012, 19(3): 523—527.

[2] 蹇蔚红,梁贯洲,高双琴.医务人员锐器伤调查分析[J].中华医院感染学杂志,2011,21(4):717—718.

[3] 魏道琼,向钱,周忠华.某综合医院 2010—2011 年手术室医护人员职业暴露情况分析[J].成都医学院学报,2013,8(1):87—88.

[4] 王方.手术室护士的职业危险因素及防护对策[J].中华护理杂志,2000,35(5):290—292.

[5] 张伟嫦,李坚玲,李健平,等.医务人员经血源传播疾病职业暴露危险因素与预防[J].现代医院,2010,10(3):104—106.

[6] 中华人民共和国卫生部.血源性病源体职业接触防护导则[S].北京:中华人民共和国卫生部,2009.

该案例由湖州市妇幼保健院提供。
主要团队成员:吴仿琴、陆丽、沈慧慧、杨伟慧、费国梅

专家点评

　　基于医务人员对血源性病原体的职业接触是工作场所中的高风险流程,该案例通过梳理日常工作中的薄弱环节及存在的问题进行选题选定,开展相关预防控制活动,以提高相关人员的防护意识,更新职业防护知识,减少职业暴露。该案例的改进措施对医院手术高风险流程及职业防护具有较高的参考价值。其通过PDCA 四个阶段展开,从现状调查、原因分析、对策拟定、检查总结等几个方面较全面地描述项目实施过程。通过规范高压水枪、气枪的操作标准,改变内镜器械干燥方式,增加不同型号的锐器盒等改进对策的实施,获得一定效果并进行相应标准化。

　　根据案例陈述,其还有以下几点可提升:团队可增加院感职能科室成员的加入,增加改善力;在现状把握中,可增加不同层别的数据收集,有助于了解真正的现状。如手术医生、麻醉医生、手术室护士、手术室工人等与手术相关的人员,同时包括上述人员中的实习生、进修生,他们都可能是被"血源性传染病职业暴露"的对象。

　　在所有数据收集中,未考虑或未阐明重复发生的现象是否累计计算。在真因验证中,需要客观收集数据;一些不可查检的要因(如培训少、操作台杂乱等主观性强的因素)可做定性分析或直接纳入对策拟定中。

点评专家:李　盈

案例七

缩短危险性上消化道出血患者救治时间

速通圈于 2017 年组圈,是由温州医科大学附属第一医院急诊科、信息科、化验科、输血科等多部门组成的团队,圈员平均年龄为 35.3 岁。速通圈致力于通过团队协作,提升急诊科危重症患者救治效率,持续改进急诊科医疗安全质量。

一、主题选定

(一)选题过程

团队通过头脑风暴,讨论并遴选出 6 个备选主题,以评价法进行主题评价,共 10 人参与选题过程;票选分数 5 分最高,3 分普通,1 分最低。最终确定本期活动主题为"缩短危险性上消化道出血患者救治时间"。

(二)立题依据

1.消化系统疾病是急诊科常见的疾病类型。对我国 8 个城市 241876 例院前急救病例的调查显示[1],消化系统疾病在院前急救疾病中位居第五,占 7.05%。对急诊科 106551 例患者进行的一项调查显示[2],消化系统疾病在急诊病例中居首位,占 26.8%。

2.急性上消化道出血是急诊常见疾病,危害严重。急性上消化道出血是住院的常见原因之一[3],大多数急性上消化道出血患者,尤其大量出血患者首诊于急诊科[4];急性上消化道出血患者的医院死亡率达 10%[5];急性上消化道出血患者手术治疗的平均住院时间为 8.7 天[6]。

3.国家政策推动急诊学科建设。国家急诊专科医联体成立,推动全国急诊建立六大快速通道,危险性上消化道出血为其中之一,但该病种通道在业内未有标杆。

(三)名词定义

危险性上消化道出血[7]指在 24h 内上消化道大量出血致血流动力学紊乱、器官功能障碍。大量出血指一次出血量大于 800mL(循环总量 20%)、休克。

(四)衡量指标

危险性上消化道出血患者的救治时间＝预检分诊＋紧急评估＋紧急处置＋二次评估＋临床治疗时间。

(五)选题理由

选题理由如下:对患者而言,缩短诊治等待时间,改善预后,科学合理降低患者就医成本及医保支出,改善患者就医体验;对医护人员而言,促进多学科合作,降低医疗风险,提高效率,形成团队协作长效机制;对医院而言,促使医疗质量持续改进,树立品牌,有效利用资源创造效益,降低成本,提高患者满意度。

二、活动计划拟订

阶段	步骤	2018年3月				2018年4月				2018年5月				2018年6月				2018年7月				2018年8月				2018年9月				2018年10月				方法	负责人
		1周	2周	3周	4周	1周	2周	3周	4周	1周	2周	3周	4周	1周	2周	3周	4周	1周	2周	3周	4周	1周	2周	3周	4周	1周	2周	3周	4周	1周	2周	3周	4周		
P	主题选定																																	共识标准法	吴×
	计划拟定																																	甘特图	吴×
	现状把握																																	查检表	王×
	目标设定																																	柏拉图	柯×
	解析																																	鱼骨图	张×
	对策拟定																																	头脑风暴	全×
D	实验与检讨																																	推移图	孙×
C	效果确认																																	柱状图	田×
A	标准化																																	流程图	胡×
	检讨改进																																	查检表	吴×
	成果发表																																		高×

> 因危险性消化道出血快速通道建设,实施步骤延迟半个月

注:虚线表示计划线,实线表示实施线

三、现况把握

(一)工作流程

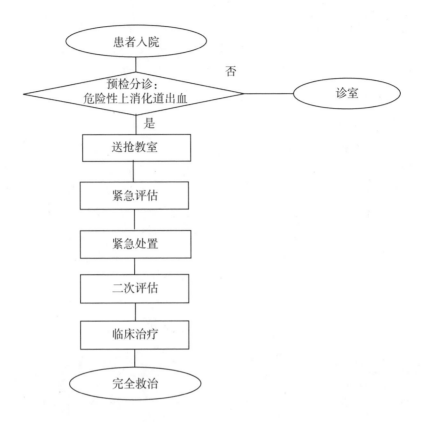

(二)数据查检

1.信息系统回顾数据查检。计算出 2018 年 3 月 1—31 日 36 例急性上消化道大出血患者的平均救治时间为 13.4h。

2.分析延时原因。利用柏拉图分析 36 例患者救治延时原因。

救治延时原因	平均时间(h)	百分比(%)	累计百分比(%)
临床治疗	8.78	65.52	65.52
预检分诊	2.61	19.48	85.00
二次评估	1.65	12.31	97.31
紧急处置	0.25	1.87	99.18
紧急评估	0.11	0.82	100.00
总时间	13.4	100.00	100.00

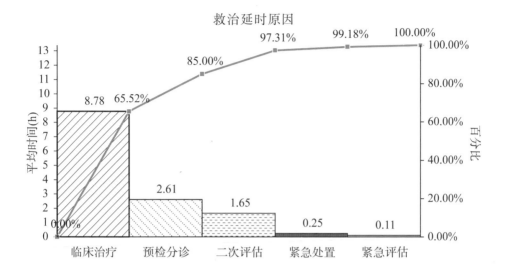

救治延时原因

（三）分　析

根据 80/20 法则，救治延时的最主要原因是临床治疗、预检分诊延时。因此，将改善重点定为"临床治疗""预检分诊"。

四、目标设定

1. 目标值设定。改善前，危险性上消化道出血的平均救治时间为 13.4h。目标值为危险性上消化道出血的平均救治时间小于 6.566h，改善幅度为 51%。

2. 设定理由。目标值＝现况值－改善值＝现况值－（现况值×改善重点×圈能力）＝13.4－（13.4×0.85×0.60）＝6.566(h)（圈能力：根据项目组成员对圈能力进行评价打分，计算得到平均分为 3.0，满分为 5 分，因此圈能力为 3.0/5×100％＝60％）。

五、解　析

（一）特性要因图

根据柏拉图的 80/20 法则，取临床治疗及预检分诊为解析要点进行头脑风暴。

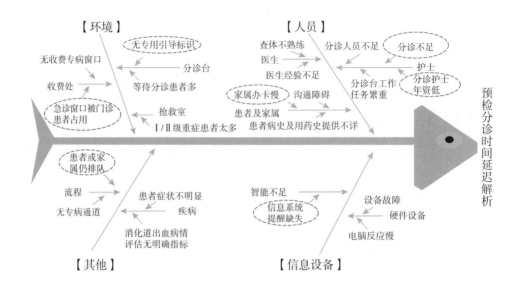

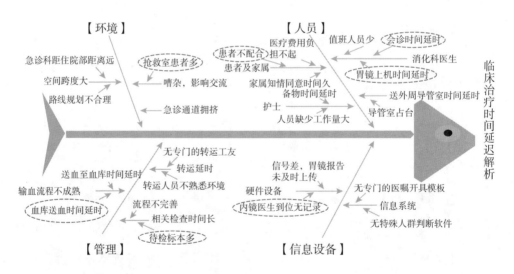

（二）真因验证

由圈员评分得出预检分诊时间延迟及临床治疗时间延迟的要因，制作真因验证调查问卷。具体操作：收集 2018 年 4 月 9—20 日危险性上消化道出血的病例，按分诊护士、开具医生整理，进行原因评价，圈员复合后汇总并分析数据。

1. 预检分诊延时真因验证如下。

查检数据	查检项目（2018年4月9—20日）						合计
	分诊不足	家属办卡慢	患者或家属仍排队	分诊护士年资低	急诊窗口被占用	信息系统提醒缺失	
发生项数（个）	14	5	4	2	2	1	28
累计百分率（%）	50.00	67.86	82.15	89.29	96.43	100.00	

查检：半个月共有病例20份。针对每份病例向预检护士调研要因，护士可以重复勾选不同原因。查检时重复计算。

注：“无专用标识”自动归为真因。

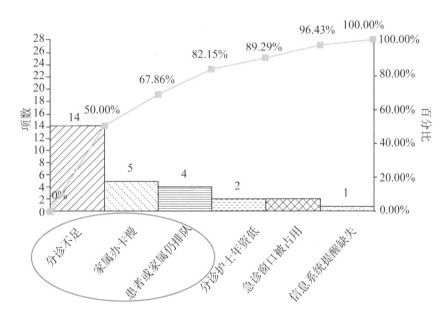

结论：预检分诊延时真因是分诊不足、家属办卡慢、患者或家属仍排队、无专用标识。

2.临床治疗延时真因验证如下。

查检数据	查检项目（2018年4月9—20日）						合计
	会诊时间延时	胃镜上机时间延时	血库送血时间延时	患者不配合	待检标本多	抢救室患者多	
发生项数（个）	16	9	5	3	3	1	37
累计百分率（%）	43.24	67.56	81.07	89.18	97.29	100.00	
查检：半个月共有20份病例，针对每份病例向开医嘱医生及当班护士调研要因，医生护士可以重复勾选不同原因，查检时重复计算。							

注："内镜医生到位无记录"自动归为真因。

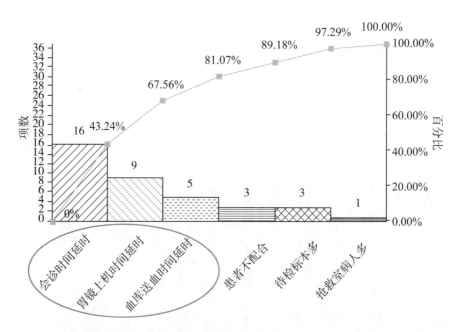

结论:临床治疗延时的真因是会诊时间延时、胃镜上机时间延时、血库送血时间延时、内镜医生到位无记录。

六、对策拟定

圈员们通过头脑风暴讨论出 25 个对策方案,再根据可行性、经济性、圈能力及上级政策进行评分:最高 5 分,最低 1 分,圈员 10 人,总分 200 分,依 80/20 法则,将得分 160 分以上的判定为采用对策,共取 16 个对策。

七、对策实施与改进

(一)对策一:缩短预检分诊时间

1.急诊分诊系统中增加评分标准——改良版急性上消化道出血 Blatchford 评分,符合指标的患者即进入快速通道。

2.对全科护士进行培训,使其掌握并能熟练操作 Blatchford 评分标准。

3.对急诊医护人员进行培训,使其掌握上消化道出血诊治指南与专家共识。

由于护士分诊不足,所以在改善前,对上消化道大出血疾病的风险预判难以把控,危险性消化道出血的部分患者被分诊至急门诊就诊,患者的最佳救治时间被延误。改善后,预检分诊时间由原来的 2.61h 降至 0.87h。

(二)对策二:设立专用绿色通道

1.增设电子化上消化道出血绿色通道系统。急诊救治中所涉及的各个环节,如分诊系统、医生系统,以及化验室、CT 室、收费处、急诊药房、输血科的系统上均能体现绿色通道,进一步落实患者在急诊救治各环节中的优先级。

2.对危险性上消化道出血患者实行"先救治,后补费"的救治原则。得益于电子化绿色通道系统,护士在分诊台即可为患者快速执行绿色通道批费。

3.编写危险性上消化道出血急救快通道管理手册。

4.设置 PDA 电子化记录流程,对各环节时间进行质控。

5.院内设置专病配套标识,包括分诊台、各医技窗口、收费窗口、地面及墙壁。

改善前,由于办卡时间慢,就诊流程中等候时间长,所以危险性上消化道出血患者在救治流程中未能真正优先,导致救治时间被延误。改善后,办卡缴费时间就由改善前的 15.3min 降至改善后的 4.8min。

(三)对策三:缩短临床治疗时间

1.由院领导及医务科牵头开展专病沟通协调会,由项目组汇报专病快速通道建设及临床治疗中各环节耗时的情况,并在会上就如何缩短临床治疗时间进行探讨。

2. 成立消化道救治专家团队, 确保患者得到专用高效的治疗。

3. 建立专病沟通工作群, 对每例延时上机的患者进行追因。

4. 设立内镜医生 24h 值班制, 确保危险性上消化道出血患者的及时救治。

5. 在急诊抢救室设置胃镜专用床位及内镜上机"一站式"准备。

在对策实施前, 患者胃镜治疗环节时间难以有效保障, 以致患者临床治疗时间延时。对策实施后, 临床治疗时间由改善前的 8.78h 降至改善后的 5.19h。

(四)对策三:缩短患者输血时间

1. 与输血科沟通协定, 对危险性上消化道出血患者, 半小时内送血, 并利用后台数据及时分析送血时间, 持续质量改进。

2. 危险性上消化道出血患者血定型由急诊工友及患者家属共同运送, 缩短采集血标本至送达输血科的时间。

3. 设置危险性上消化道出血患者备血专用标识并贴于血标本试管上。

改善后, 患者输血时间由 2.3h 降至 0.53h。

八、效果确认

(一)有形成果

1. 数据查检。2018 年 9 月 1—30 日, 25 例危险性上消化道出血患者的平均救治耗时为 6.64h。

2. 前后柏拉图对比如下。

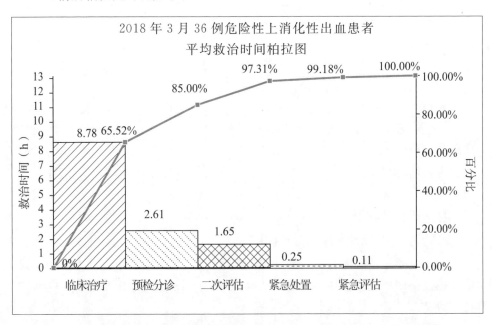

2018 年 3 月 36 例危险性上消化性出血患者平均救治时间柏拉图

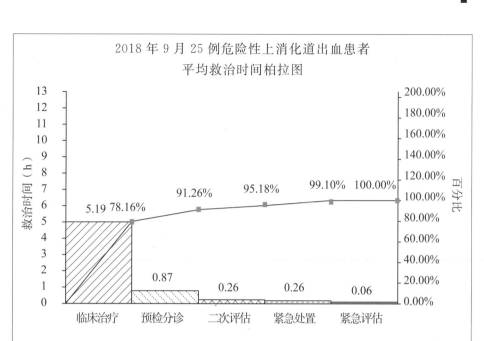

3.时间对比。改善后的平均救治时间为6.64h。目标达标率=(改善后数据-改善前数据)/(目标设定值-改善前数据)×100%=98.8%。

(二)无形成果

QCC手法运用无形成果如下。

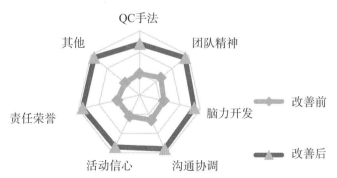

(三)附加效益

1.危险性上消化道出血患者留抢平均滞留时间缩短 11.14h,人均留观护理费用减少 255.99 元。

2.2018 年 7 月 9 日,提交全国危险性上消化道出血急诊救治快速通道申请。

3.2018 年 8 月 30 日,通过全国危险性上消化道出血急诊救治快速通道评审。

4.2018 年 8 月 31 日,正式启动危险性上消化道出血急诊救治快速通道项目,并在院内外进行新闻报道。

5.2018 年 11 月 16 日,承办由中国医师协会急诊医师分会主办的危险性上消化道出血急诊救治能力培训。

6.编写《危险性上消化道出血急诊救治快速通道手册》。

7.发表论文《多学科协作模式在危险性上消化道出血急救流程中的建设与应用》。

8.下一步做院外标识,已提交相关政府部门申请主干道标识设置(与胸痛中心一起设置标识,在高速路口、主干道路口、医院入口设置醒目标识)。

9.制定院内危险性上消化道出血急救流程、危险性上消化道出血多学科协作诊疗流程、危险性上消化道出血急诊内镜治疗流程。

九、标准化

通过品管圈活动,团队改善情况顺利达到目标,并将相关制度流程标准化,制定了院内危险性上消化道出血急救流程,并将各环节中医护的职责纳入标准化。

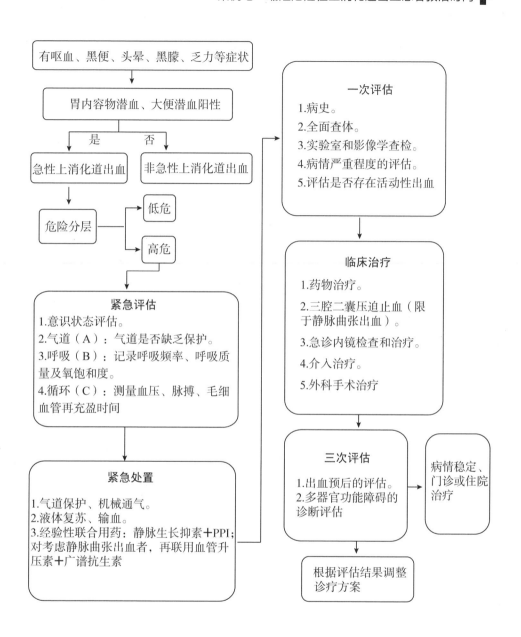

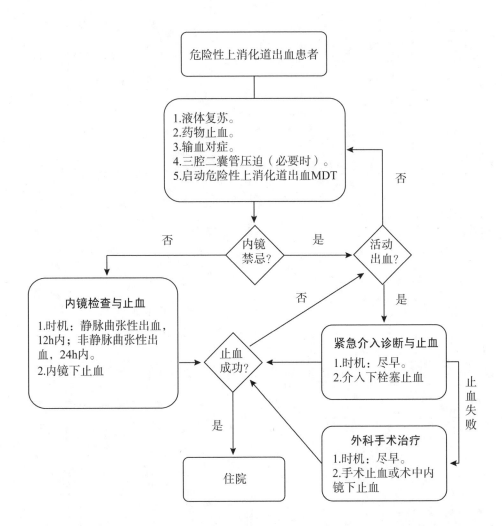

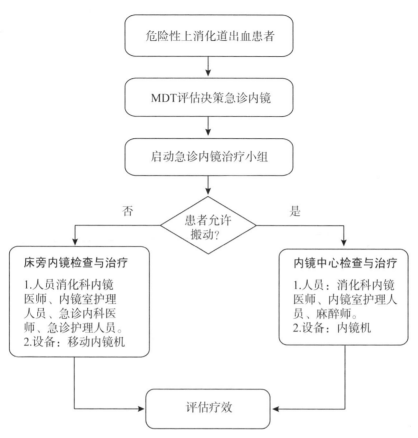

十、检讨与改进

本次质量改进活动从实际工作出发,符合近年全国急诊发展方向,改进过程基本顺利。我院也成为全国首批危险性消化道快速通道示范单位,获得一定的认可。多学科协作有助于患者得到最佳救治,但实际救治过程中部分人员衔接不到位,需进一步磨合,仍有改善的空间。现数据在持续监测中,本次质量改进效果稳定。

参考文献

[1] 张在其,骆福添,陈兵,等.我国八个大中城市院前急救流行病学调查分析[J].中国急诊医学杂志,2010,19(11):1130-1136.

[2] 张瑛琪,王彦霞,李欣忆,等.106551例急诊患者疾病谱与就诊规律分析[J].中国急救医学,2016,36(3):254-257.

[3] Hreinsson JP, Kalaitzakis E, Gudmundsson S, et al. Upper gastrointestinal

bleeding：incidence，etiology and outcomes in a population-based setting [J]. Scand J Gastroenterol，2013，48(4)：439－447.

［4］中国医师协会急诊医师分会，中国急性感染联盟. 2015 年中国急诊社区获得性肺炎临床实践指南——疾病基础知识篇[J]. 中国急诊医学，2015，35 (11)：961－968.

［5］Acute upper gastrointestinal bleeding：management. London：Royal College of Physicians (UK)，2012.

［6］Kasem AM，Kamal T，Chandra NN，et al. Management of acute upper gastrointestinal bleeding in a district hospital[J]. J Laparoendosc Adv Surg Tech A，2006，16(4)：355－361.

［7］中国医师协会急诊医师分会. 急性上消化道出血急诊诊治流程专家共识 [J]. 中国急救医学，2015，35(10)：865－873.

该案例由温州医科大学附属第一医院提供。
主要团队成员：卢中秋、洪广亮、李心群、吴一旭、柯婷婷

专家点评

该案例选题在业内先行先试建立上消化道出血急诊救治通道，对于推动全国急诊六大病种绿色通道建立，提升急危重症患者救治效率具有实践与推广意义。

通过展开问题改善型 QCC 十大步骤，从现状调查、原因分析、对策拟定、检查总结等几个方面较全面地阐述该项目的实施过程。整个案例过程有逻辑性，使用工具规范。在现况把握中，按流程环节，采用收集时间节点耗时数据的方式，可为提高时间效率类型的选题提供参考。

通过提高分诊准确率、设立专用绿色通道、缩短临床治疗时间、缩短患者输血时间四大对策的落实，针对性效果及总成效显著，并通过全国危险性上消化道出血急诊救治快速通道评审。

通过案例陈述，还有以下几点可提升：现状数据收集中可以增加同行参考来定义延迟标准；真因验证时，建议增加查检项目标准，比如何为分诊不足、何为办卡慢；将有些不可查检的直接纳入对策拟定；因为该案例中样本量比较小，所以结果偏差影响系数会比较高，并且建议改善前后样本量要有可比性，尽量一致。

点评专家：李　盈

案例八

基于区域合理用药管理平台，创建区域药学服务新模式

一、团队概况

钥匙圈建立于 2018 年，依托于北仑模式，由宁波市北仑区人民医院（简称北仑区人民医院）联合北仑区大碶服务中心、北仑区柴桥医院、北仑区中医院、北仑区小港医院组成。该团队由院长任辅导员，由药剂科主任任圈长，并且由圈组中各医院的医务科、信息科、药剂科、护理部组成广覆盖、多交流、共协作的区域性团队。

二、选题背景

在现有情况下，要推进"互联网＋医疗"建设，让百姓少跑腿、数据多跑路，不断提升公共服务均等化、普惠化、便捷化水平。为贯彻落实党中央、国务院精神，国家卫生健康委员会会同有关部门，在总结地方探索的基础上，研究起草了《关于促进"互联网＋医疗健康"发展的意见》。其中，对于"互联网＋"药品供应保障服务，明确了线上开具的常见病、慢性病处方在经药师审核后，医疗机构、药品经营企业可委托符合条件的第三方机构配送。与此同时，国家卫生健康委员会医政医管局先后发布了《关于加强药事管理转变药学服务模式的通知》和《关于印发医疗机构处方审核规范的通知》，明确提出所有处方均应当在药师审核签名通过后，方可进入划价收费和调配环节，未经审核通过的处方不得收费和调配，药师是处方审核工作的第一责任人。

北仑区人民医院作为宁波市北仑区域的医疗龙头单位，服务区域内近 100 万居民。在积极调研区域内药事工作时发现：在门诊药房传统药品处方审核调配过程中，药师对问题处方的干预过程繁琐，导致医师和患者不满意、不配合，一旦出现不合理用药处方，患者取药的等候时间将会延长；患者无法在下级医疗机构获得上级医疗机构配取的药品，也不能享受优质化的药学服务；门诊药师工作繁忙，患者用药宣教单一；各医疗机构医师、药师专业水平参差不齐，合

理用药知识获取途径单一,同质性难以把握。同时,通过文献调查发现,少数医生选药指征欠缺[1]。部分患者在治疗和用药观念方面缺少医疗常识,并存在"求快心理"和"求新心理"[2-3]。国内大多数医疗机构医疗信息技术(HIT)和封闭的处方管理也较滞后,无法实现交流和共享,这在一定程度上阻碍了政府对全社会个人健康信息记录的收集管理及保存平台的建立,增加了大健康数据获取的难度[4-5]。

面对药学服务工作的新机遇和挑战,北仑区人民医院落实区域化药事管理战略,启动创建区域合理用药管理新模式。通过开发区域合理用药管理系统,创新开展智慧药学的服务模式,实现处方(医嘱)事前、事中、事后三个维度的全方位的规范化、协同化、同质化用药管理,提高患者的用药安全,改善药学服务质量,提升患者的就医获得感。

三、主题选定

面对药学服务工作的新机遇和挑战,圈组成员们进行头脑风暴,根据工作经验及就医体验活动结果,共合并医院存在的五大问题,并通过权重评分法及主题评价法进行评判。其中,"基于区域合理用药管理平台,创建区域药学服务新模式"评分最高,被选定为本期主题。通过 QC-STORY 适用判定,判定结果为课题研究型品管圈。

四、计划拟订

圈员们拟订了活动计划甘特图。

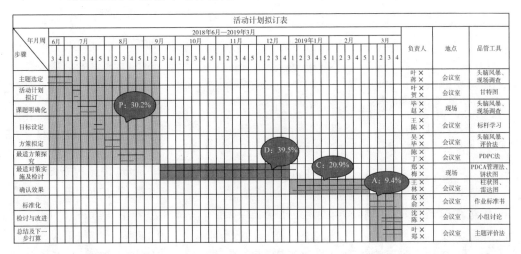

五、课题明确化

活动模式的构建以处方流转过程为线索，以医生诊断开具处方，药师审核处方，用药指导，再到药师点评处方这四个过程为基础，分别从人员专业能力、信息化、资金、合理用药知识、制度/流程五个方面对区域药事服务实行全面、同质化创新管理。圈员们从以上四个过程、五个方面入手，进行课题明确化。

调查结果显示：①在医生开具处方的过程中，无相关软件与统一制度促进医务人员合理用药；②药学人员审核处方的时间不足，审核过程无拦截不合理处方软件，而患者用于来回修改处方的时间平均达到了19.9min，相比之下药师调配审核处方耗时仅仅为44s（时间短，无法做好宣教）；③药师在宣教过程中缺少专业的用药软件支持；④在处方点评过程中，参与点评的药师人员不足，区域内平均门诊处方点评率仅为5.9%，无区域集中点评。针对以上调查结果，深入挖掘、层层剖析，最终合并攻坚点。

主题	把握项目	过程	期望水平	攻坚点合并
基于区域合理用药管理平台，创建区域药学服务新模式	人员专业能力	用药指导	对所有患者进行用药宣教	创新药学患教模式
	信息化	开具处方	医生在 HIS 中开方时可实时点击查询	开发合理用药系统
		审核处方	识别不合理处方100%	开展处方前置审核
			有问题处方实现实时沟通	增加信息交互途径
		用药指导	有专业的用药指导软件	开发合理用药系统
		处方点评	处方点评率100%	
			根据需求，统计分析	
	资金	用药指导	不出现问题医嘱，实现0赔付	开发合理用药系统

续表

主题	把握项目	过程	期望水平	攻坚点合并
基于区域合理用药管理平台，创建区域药学服务新模式	合理用药知识	开具处方	能自定义规则并实时更新	开发合理用药系统
			增加医师开方时合理用药建议的途径	
		审核处方	建立区域内知识库	建立区域内自定义知识库
		用药指导	有区域内的用药指导知识库	建立区域内自定义知识库
			患者可以实时查看个性化用药信息	创新药学患教模式
		处方点评	建立区域内知识库	建立区域内自定义知识库
	制度/流程	开具处方	制定区域内合理用药相关制度	进行标准化处方审核
			成立区域合理用药组织架构	
		审核处方	实现处方审核同质化	进行标准化处方审核
			缩短患者等待修改问题处方的时间	开展处方前置审核
			1min 内审核一张处方	
		用药指导	形成区域内统一的宣教制度	创新药学患教模式
		处方点评	实现区域处方集中点评，点评率达100％	进行标准化处方审核
			借助软件深入专项点评工作	

六、目标设定

(一)目标值设定

2018 年 9 月 17 日—2019 年 2 月 28 日，成功搭建区域处方点评平台、合理用药系统，并且所涉及的单位均已落实和开展，并完成下述目标值。区域处方点评率由 5.9％上升至 100％；同时，区域处方合格率由平均 87.5％上升至95％；前置审方覆盖率由 0％上升至 100％；患者修改处方的时间成本由19.9min 缩短至 2min 内。

(二)衡量指标定义

1.处方点评率是指进行用药合理性评价处方的占比。处方点评率＝处方点评数量/总处方数量×100%；区域处方点评率＝(A＋B＋C＋D＋E)/5×100%。

2.处方合格率是指合格处方的数量占总处方数量的比例。处方合格率＝合格处方数量/总处方数量×100%；区域处方合格率＝(A＋B＋C＋D＋E)/5×100%。

3.前置审方覆盖率是指处方经审核通过后进入划价收费和调配环节的比例。前置审方覆盖率＝经审核通过后进入划价收费和调配环节的处方数量/总处方数量×100%；区域前置审方覆盖率＝(A＋B＋C＋D＋E)/5×100%。

4.患者修改处方时间成本是指从药师发现问题处方后，患者用来修改处方至拿到药品所需的时间。患者修改处方时间＝(A＋B＋C＋D＋E)/5。

注：A、B、C、D、E指区域内各家医院。

(三)可行性分析

1.参照省级某三甲医院，其处方点评率达100%。

2.《医疗机构处方审核规范》国卫办医发〔2018〕14号中要求所有处方必须完成缴费前审核，前置审方覆盖率达100%。

3.区域处方合格率＞95%。《三级医院评审细则》中处方合格率≥95%。基于门诊前置审方系统，上海长征医院的处方合格率达到97.97%[6]。基于以上两点，将我院处方合格率指标定为≥95%。

4.前期统计1个月内患者修改问题处方所用的时间，计算得平均时间为19.9min。在运行前置审方软件后，我们通过软件记录测算医生修改处方的平均时间，将目标值设定为2min。同时，为了不影响医生日常工作，将前置审方通过的最大时限设置为2min。

七、方策拟定

为实现四项目标值，方策拟定尤为关键。针对攻坚点进行一次、二次方策展开，按照80/20法则，将评分超过182分的判定为可行方策，最终确定24项方策。并将24项方策合并为三个方策群组。方策群组一：开发"两审两拦截"合理用药系统。方策群组二：搭建智慧化患教平台。方策群组三：建立区域内同质化处方审核体系。

方策	方策群组
1.处方分级管理	方策群组一:开发"两审两拦截"合理用药系统
2.自定义药品规则	
3.增设值班手机一部	
4.制定药学值班规范	
5.实时弹框,医生与药师相互交流	
6.实现处方划价前审核	
7.实现统计分析功能	
8.设定专职审方人员	
9.前置审方人员资质认定	
10.制定前置审方流程规范	
11.制定药品规则修改流程	
12.超药品说明书用药规则修改流程	
13.设立规则维护团队	
14.成立患教小组	方策群组二:搭建智慧化患教平台
15.引入患教 APP,患者可登录查看个性化的用药指导	
16.与 HIS 互联互通	
17.自动生成个性化患教指导单	
18.创建标准化用药宣教流程	
19.创建药学服务微信公众号	
20.设定微信公众号值班人员,实时回复相关咨询信息	
21.创建区域内审方药师专家库	方策群组三:建立区域内同质化处方审核体系
22.对区域内审方药师进行统一培训	
23.制定区域内处方审核标准	
24.区域内医护合理用药培训	

八、最佳方案确定

为探究三大方策群组是否具有可操作性,圈员们进行了最适方策探究,分别采取 PDPC 法和得失表法对三大方策群组进行了阻碍判定和副作用判定,并商讨消除阻碍及副作用的解决方法。结果显示，三大方策群组均具有可操作性，并进入实施阶段。

项目	方策群组内容	阻碍及副作用	解决方法	评价项目					判定	负责人	实施日期
				科学性	创新性	可行性	经济型	总分			
方策群组一	开发"两审两拦截"合理用药系统	合理用药系统中无适合本区域的药品规则	组织区域内专家制定规则	55	52	55	50	212	o	陈×	9月17－30日
			导入其他医疗机构已成型的规则库	42	40	40	50	172	x	—	—
		处方经前置审核后，不合理处方提醒医生，但医生不做修改	再进行人工审核	55	53	54	50	212	o	吴×	10月1－31日
			不予以诊毕	40	38	50	42	170	x	—	—
		处方经人工审核，医生与药师沟通后，仍认为可不做修改	采用医生双签名	55	50	55	50	210	o	贺×	10月1－31日
方策群组二	搭建智慧化患教平台	HIS无法提供用药指导单	进一步开发HIS功能，将打印用药指导单嵌入HIS中	52	50	53	52	207	o	丁×	11月1－20日
		APP平台无法建立	投入更多资金，与公司合作进一步开发	45	44	45	43	175	x	—	—
		手机与软件不兼容	升级软件功能，适配所有手机	45	44	45	43	175	x	—	—
		公众号无在线咨询系统	开通公众号咨询系统	50	48	54	53	205	o	程×	11月20－30日
			设立专职人员，实时回复咨询	50	50	54	53	207	o	黄×	11月20－30日

续表

项目	方策群组内容	阻碍及副作用	解决方法	评价项目					判定	负责人	实施日期
				科学性	创新性	可行性	经济型	总分			
方泽群组三	建立区域内同质化处方审核体系	区域内无审方专业人员	参与上一级的审方培训,通过资格认定	50	50	52	53	205	o	俞×	12月1—15日
			聘请有专业资格认定的人员担任培训师,进行区域内培训	45	42	45	44	176	x	—	—
		区域内无集中审方的团队	由药事质控中心牵头组建	50	52	52	54	208	o	王×	12月1—15日
		区域内无审方制度	由药事质控中心牵头制定	50	52	52	54	208	o	王×	12月1—15日

九、方策实施

方策群组一:开发"两审两拦截"合理用药系统

圈组以 6 万余张说明书、7000 余篇临床指南为基础,借鉴浙江大学医学院附属第一医院、杭州市第一医院药品通用规则,通过标杆医院专家针对性培训,制定区域内自定义药品规则。根据临床合理用药实践,梳理合理用药系统药品总规则,约 2.1 万条;梳理我院个性化规则 9000 条;建立区域内审方专家库,将我院的自定义规则在审核后在区域内有序展开。在处方进入前置审核系统后,将问题处方分为 1~8 级,5 级以上需提醒医生并进行药师前置审核;对 8 级的问题处方,则直接禁止。

处方前置审核系统从 2018 年 10 月 8 日正式运行,至 10 月 31 号,共审核处方 63296 张,干预不合理处方 4038 次,系统成功拦截 766 次,医生主动修改 252 次,药师再审核后医生修改共 1032 次。总计修改处方 1284 次,给患者节约时间 372.8h。

方策群组二:搭建智慧化患教平台

搭建智慧化患教平台,成立患教小组,制定标准化用药宣教流程,制定专业化的用药教育方案。

联合 HIS,生成个性化的用药指导单,建立微信公众号并设定微信公众号值班人员，提供在线咨询服务，为患者提供用药指导。针对发药后打印患教单的等待时间较长，且患教单容易遗失的问题，圈组成员们将患教单与调配单合二为一，在发药的同时将患教单交给患者，大大缩短了等待时间，且节约纸张。而对易遗失患教单或不方便关注公众号的老年患者，我们进行了三次改革，达到了粘贴型医嘱单加纸质患教单双重保障。

2018年11月，患教平台上线后1个月，公众号被关注553人次，推送文章6篇，患教已达77891人次，患者线上咨询共56次。11月30日，对非首次配药患者问卷调查的结果显示，患者所获取的合理用药知识，70.5%来自用药指导，8.2%来自微信公众号。

方策群组三：建立区域内同质化处方审核体系

成立北仑区区域处方审核工作中心，并建立专家库。区域内有6名药师参与浙江省组织的审方药师资格培训认证。建立区域内处方审核标准。平台实时采集各医疗机构电子处方，并将其归集到卫计委数据平台，集中审方。区域内处方审核团队成员每10天一轮进行轮班审方，实现医疗机构互联互通，避免由信息不对称而导致的监管盲区。区域内处方审核团队每季度统计反馈审核结果，修订自定义规则。

区域同质化审方系统上线至12月31日，共集中审方110030次，干预19448次，拦截1684次，医生主动修改1388次，沟通后修改1125次，在区域内共组织培训5次，参与培训的药师有247人，参与率100%。

十、效果确认与标准化

在完成三大方策群组后，统计3个月的数据发现，处方前置审核率提高到100%，处方合格率提高到96.5%，患者修改处方的时间缩短至2.5min，处方点评率达100%。因问题处方导致的赔偿款降至1000元，外部差错率降至0.09‰，药品不良事件减少至12件，药占比降低了6%，患者满意度增长0.6%。合理用药系统拦截的处方次数正逐渐减少，说明医生用药更趋于合理化，圈员能力也得到了提升。

通过品管圈活动，团队顺利完成了目标值，并将相关制度流程标准化，同时也收获了许多附加效益，包括：①获得科研基金资助3项；②发表论文2篇；③接待国家、省市、地方专家团队参观学习与交流6次。

十一、检讨与巩固

总结这次质量改进活动，我们发现，建立多部门协作团队有利于有效沟通，提升合力，共同实现流程改造，创新举措，促进质量改进，进而达到预设目标。

回顾整个活动分享收获,总结分析并持续改进:①对区域用药目录内药品规则进行适应证等规则的维护;②对前置审核中患者的检验、检查结果,以及门诊电子病历系统、住院病历系统中患者的病情变化、生命体征变化数据进行系统抓取,并与药物适应证、禁忌证进行个性化匹配;③患教单打印扫描二维码后,慢病复诊患者可以通过平台、公众号,完成在线医生复诊、在线开具慢病处方、在线处方审核及配送。

参考文献

[1] 俞岚,程欣,于海超,等.信息化技术在某三甲综合医院抗菌药物管理中的应用与成效[J].重庆医学,2016(9):1279−1280.

[2] 易晓玲,陈开文,尹华,等.患者用药心理调查与治疗依从性的关系研究[J].重庆医学,2011,40(30):3089−3091.

[3] 王蔚佳.儿童抗生素合理应用分析[J].临床合理用药杂志,2013,6(34):76−77.

[4] 任英,吕慧.浅谈我国医院信息化的现状和发展趋势[J].中国新通信,2015,(22):4.

[5] 江贺涛,郑秋枫.医共体对县域医疗卫生服务信息化建设的影响及对策探讨[J].信息化建设,2018,2:23−25.

[6] 廖丽娜,李鑫,黄菲,等.处方前置审核系统在保障患者用药安全中的作用[J].中国医院管理,2018,38(10):31−33.

本案例由宁波市北仑区人民医院提供。
主要团队成员:张幸国、叶云、郑晓梦、赵昕、贺秀君

专家点评

该项目依托"互联网+医疗"背景,以医共体建设为契机,聚焦区域药学服务,在国内首创搭建合理用药管理平台,对业内同行有借鉴意义与推广价值。

本案例采用课题达成型品管圈,从课题明确化、目标设定、方策拟定、最佳方策选定与实施、效果确认几个方面,描述构建区域药学服务新模式的整个过程。

　　该项目通过采取四大措施，即搭建区域处方流转平台，构建区域处方同质化审方体系，开发"两审两拦截"合理用药系统，搭建智慧化患教平台，来实现区域的药学同质化服务。该项目经过 14 个月的运行，提升了患者用药满意度、区域处方合格率等。结果证实，该模式能确保患者用药安全，加快药学服务高质量发展。通过案例陈述，该项目还有以下几点可提升：现况值与期望值可多参考同行或文献，用客观数据来呈现。攻坚点抓取需再深层次挖掘，合理用药平台的核心价值所在是基于实践的合理用药知识库的构建。案例未做深度展开，未来应在此方面再做拓展，不断完善该服务体系。

点评专家：李　盈

案例九

降低危重患者的谵妄发生率

一、团队概况

SICU 团队成立于 2008 年,医护紧密团结协作,致力于医疗护理质量安全管理及品质持续改进。

二、主题背景

谵妄是一种急性波动性的精神状态改变,表现为基线心理状态的波动或改变,注意力不集中,思维紊乱或意识水平的改变。临床分型有活动增多型(25%)、活动减少型(50%)和混合型(25%)。谵妄在 ICU 的发生率为 4.7%~85.5%,其中谵妄在 ICU 机械通气患者中的发生率可高达 85%[1],在心脏术后患者的发生率为 23%~52%。而在一般择期手术患者,术后谵妄的发生率为 3.6%~28.3%[2-3]。

患者一旦发生谵妄,会并发自我伤害、伤害他人、非计划拔管、坠床等[4]。在非计划性拔管患者中,躁动、谵妄患者占 57.3%[5]。谵妄可导致患者短期病死率及 6 个月病死率分别增加 1.5 倍和 2.2 倍;导致 ICU 住院时间延长,持续机械通气时间延长;谵妄导致的认知异常发生率达 53.8%,并且这种认知异常持续时间可以很长,甚至认知难以恢复至原有水平[6-7]。

在临床中,常用的评估诊断方法是应用《中国重症加强治疗病房患者镇痛和镇静治疗指导意见》推荐的重症监护谵妄诊断评估表——重症监护病房意识模糊评估量表(CAM-ICU)。该量表的敏感性为 93%~100%,特异性为 98%~100%。若患者的评估结果中有此量表的特征 1 和 2,加上特征 3 或者特征 4,即为阳性,就可诊断为谵妄。然而,有文献[8]调查显示,医护人员对谵妄的识别率仅为 7.78%~47%,并且依靠临床经验评估,对评估工具不重视,60% 以上的医护人员表示谵妄相关知识不足。

我国关于 ICU 谵妄的评估和管理方面的研究起步较晚,虽有国外循证医学指南作为指导,但还未形成本土化、规范化的 ICU 谵妄评估和预防管理体系,对谵妄患者的治疗和护理也是一个难点。

三、主题选定

在科主任及科护士长的带领下,科室成立持续质量改进小组,讨论确定主题为降低危重患者谵妄发生率。主题衡量指标为 SICU 危重患者谵妄发生率。

$$SICU\ 危重患者谵妄发生率 = \frac{谵妄发生人数}{同期入 ICU 研究对象总人数} \times 100\%。$$

四、计划拟订

圈员们拟订了活动计划甘特图。

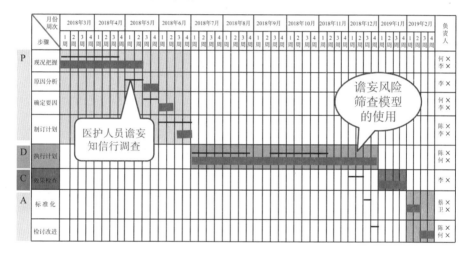

五、现况把握

我们总结回顾了谵妄诊断流程。在该流程中,对谵妄的诊断更多的是依靠临床经验,对谵妄的管理缺乏规范。

关于科室医护人员的知识掌握情况,我们采用谵妄认知行为调查问卷[9]对 SICU 全体医护人员进行调查。该问卷总体 KMO 检验统计量为 0.760,Cronbach's α 系数为 0.882,各模块的 KMO 在 0.784~0.834,Cronbach's α 系数在 0.760~0.857[9]。我们在微信群中发放电子问卷进行了调查,2018 年 5 月实际回收问卷 71 份,12 月实际回收 74 份。谵妄诊断流程如下。

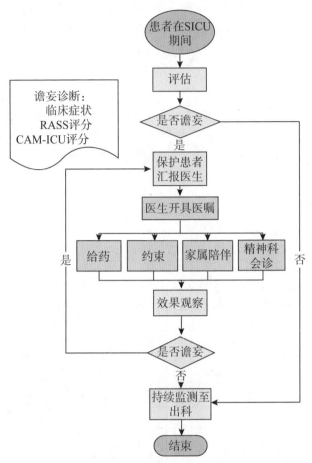

对谵妄发生率的调查,我们以入住 SICU 的患者为调查对象,采用 CAM-ICU 来判断患者是否有谵妄。同时通过查阅文献,并应用自行设计的数据查检表进行预调查,由专家讨论修改,最终确定数据收集表。并且对我科 2 名护理组长(责任班)进行数据收集培训。1 名护理组长通过每日查询所有患者的病例、护理记录及与管床护士沟通等方式,收集每日入科患者基本信息及前一日发生谵妄患者的相关资料,当天录入电脑;再由另 1 名护理组长核对录入信息,同时保存原始资料。在质量控制方面,由管床护士对患者进行 CAM-ICU 评估(3 次/天),其中任何一次评估结果为阳性即可诊断为谵妄。若患者谵妄筛查结果为阳性,则管床护士需要将患者的床号及筛查时间发送至科室微信公共群。PDCA 小组核心成员不定期核查数据。结果显示,2018 年 4 月 1-30 日,入住 SICU 的患者总计有 192 人,发生谵妄的有 27 人,谵妄发生率为 14.06%。

六、目标设定

采用标杆学习方法,美国相关研究[6]指出,40%的谵妄是可预防的。因此,将谵妄发生率的目标值设定为:目标值 = 现况值 − 现况值 × 参照可预防率 = 14.06% − 14.06% × 40% = 8.43%。

七、解　析

应用关联图解析谵妄发生的相关因素,找出谵妄发生要因为谵妄管理流程不完善、患者睡眠中断、患者制动、疼痛、药物影响、环境不适应以及医护人员相关谵妄知识不足等。谵妄发生解析关联图如下。

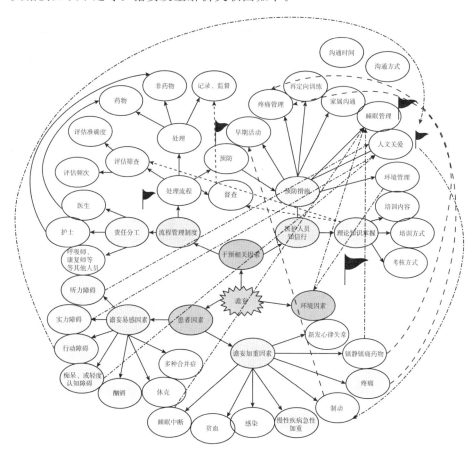

进而进行真因查检,根据 80/20 法则,确定真因为谵妄管理流程不完善、患者制动、患者睡眠中断、环境不适应、医护人员相关谵妄知识不足。

查检时间	原因	次数	累计百分比(%)	制表人
6月4—15日	谵妄管理流程不完善	12	20.00	何×
	患者睡眠中断	11	38.33	
	患者制动	9	53.33	
	环境不适应	9	68.33	
	医护人员相关谵妄知识不足	9	83.33	
	药物影响	6	93.33	
	疼痛	4	100.00	
	总计	60		

真因查检

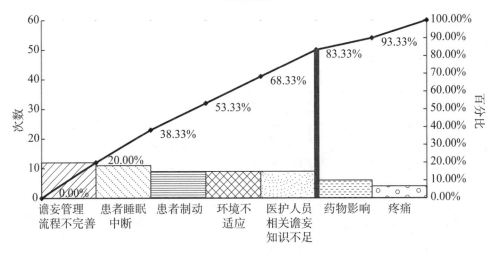

八、对策拟定

根据2018年美国重症学会发布的指南[10],采用 FAME 原则,结合临床实践选取指南建议的措施,拟定五个对策群组:①建立早期谵妄预测模型的风险筛查预警方案;②增加危重患者早期活动;③优化睡眠管理;④强化人文关怀;⑤提升医护人员谵妄管理知信行水平。

九、对策实施

(一)建立早期谵妄预测模型的风险筛查预警方案

早期谵妄预测模型的风险筛查预警方案包括以下几个方面。①更改谵妄评估频次,将 CAM-ICU 评估频次由原来的 1 次/天改为 3 次/天。该措施落实后,经效果确认,谵妄的发生率降至 10.53%,效果显著。②制定谵妄处理流程,由责任组护士巡查督促,降低漏评率。③增加患者入科时谵妄风险评估,筛查出谵妄高风险患者,予以及时干预。监测数据显示,谵妄发生率在高风险患者中有所下降。新的谵妄管理流程增加了对谵妄风险的筛查评估、非药物预防及治疗集束化措施。谵妄预测模型的风险筛查预警流程如下。

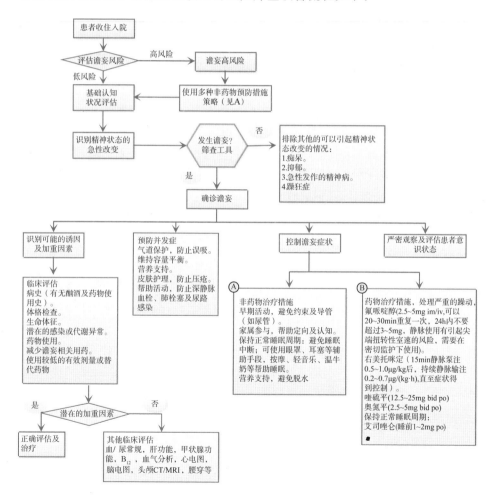

(二)增加危重症患者早期活动

增加危重症患者早期活动的措施有：自行设计并改进 ICU 患者床上锻炼的多功能椅，并且将其转化为产品投入临床使用，同时使用防滑袜、助行器等协助患者早期活动，从而促进危重患者康复；使用汉化的加拿大 Hurlock－ChorosteckiC 的"约束决策轮"，规范使用约束用具，降低患者约束率。该对策群组的落实使患者早期活动的执行率较前增高。

(三)优化睡眠管理

制定睡眠协议，包括改善睡眠环境及促进睡眠等两个方面。改善睡眠环境包括夜间降低仪器报警声音，关闭大灯，将床旁监护仪设为夜间模式等。并且，根据需要为患者提供眼罩、耳塞、噪音等；及时评估患者睡眠情况，使用药物及非药物措施辅助促进睡眠。

在落实该对策群组后，调查发现，SICU 患者 12 月份的 CAM-ICU 评分较8 月份提高，患者睡眠质量较前改善。

(四)强化人文关爱

根据马斯洛需求层次理论，在保证患者生命安全、满足生理需求的同时，关注患者高层次的心理需求。对谵妄高风险患者，实施灵活探视时间，提供更多的家属陪伴时间；为患者提供收音机、平板电脑、报纸等，患者可以收听、观看时事及各种传媒内容；并且根据需要提供 ICU 日记本，使患者可以记录及抒发所感所想。针对医护人员，我们将床旁的电脑桌面设置为主动问候提示语，时刻提醒医护人员主动询问患者需求，对患者进行定时定向的训练。另外，推出科室宣教视频二维码，让患者及其家属在进入 SICU 前就可以通过观看视频了解和熟悉监护室环境，减少陌生感。

在该对策群组落实的 4 个月中，患者使用眼罩、耳塞等备用物品达 200 余人次，科室宣教视频点击率达 700 余人次。

(五)提升医护人员知信行水平

为提升医护人员知信行水平，我们采取多种教学方式，利用医链云、微信等平台将视频导入自学，并且通过晨间交班时提问进行理论考核。在落实该措施后，医护人员知信行调查部分结果如下。

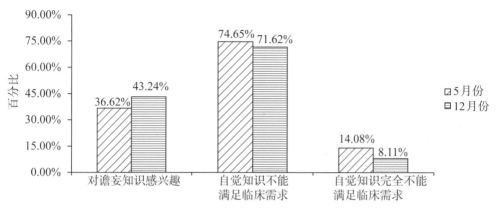

十、效果确认与标准化

在实施五大对策群组后,谵妄发生率从改善前的 14.06% 降至 7.84%,达到了目标值(谵妄发生率<8.43%),并且每月持续监测,谵妄发生率被控制在目标值内。谵妄认知行为调查问卷调查结果显示,医护人员对谵妄管理相关措施的"总是落实"情况较前有所提高。医护人员谵妄管理措施落实情况雷达图对比如下。

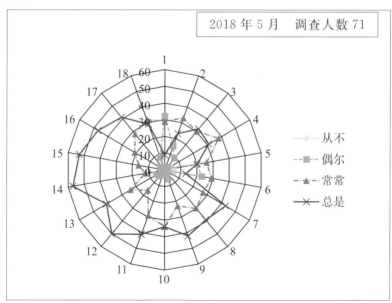

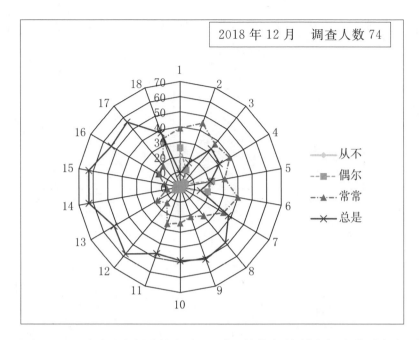

2018 年 12 月　调查人数 74

通过 PDCA 活动,团队顺利达到了目标,并将相关制度标准化,同时也收获了许多附加效益:①床上锻炼功能椅获得 2 项专利授权;②论文《白噪音对 ICU 患者睡眠质量的影响》已于 2018 年发表在《中华危重症医学杂志》,《床上功能椅的设计及应用》已被《中华护理杂志》录用;③该项目获得 2019 年浙江省医院品管大赛综合组银奖。

十一、检讨与改进

本次 PDCA 项目通过循证方法解决目前医疗护理中存在的谵妄管理的难点,采用标杆学习方法,对标争先,由思维导图等辅助,实现临床流程改造,改进创新,促进质量改进,达到预设目标。当然在项目进行过程中,由于谵妄发生的生理机制有多种学说支持,所以在评估判别中也遇到过困难。未来对谵妄的管理不应仅仅局限于症状的控制,更应该寻找根本的解决方法。另外,在 PDCA 解析过程中,可以进一步学习与探讨使用归因分析方法。

目标数据一直在持续监测中,攻关效果稳定。

参考文献

[1] Khan SH，Wang S，Harrawood A，et al. Decreasing Delirium through Music（DDM）in critically ill，mechanically ventilated patients in the

intensive care unit：Study protocol for a pilot randomized controlled trial [J]. Trials，2017，18(1)：574.

[2] Brown CH. Delirium in the cardiac surgical ICU [J]. Curr Opin Anaesthesiol，2014，27(2)：117－122.

[3] Ibrahim K，Mccarthy CP，Mccarthy KJ，et al. Delirium in the cardiac intensive care unit [J]. Journal of the American Heart Association，2018，7(4)：e008568.

[4] Bickel H，Gradinger R，Kochs E，et al. High risk of cognitive and functional decline after postoperative delirium [J]. Dementia and Geriatric Cognitive Disorders，2008，26(1)：26－31.

[5] Salluh JIF，Wang H，Schneider EB，et al. Outcome of delirium in critically ill patients：Systematic review and meta-analysis [J]. BMJ，2015，350.

[6] Inouye SK，Robinson T，Blaum C，et al. Postoperative delirium in older adults：Best practice statement from the American Geriatrics Society [J]. Journal of the American College of Surgeons，2015，220(2)：136－148.

[7] Aldecoa C，Bettelli G，Bilotta F，et al. European Society of Anaesthesiology evidence-based and consensus-based guidelines on postoperative delirium [J]. European Journal of Anaesthesiology，2017，34(4)：192－214.

[8] 李智，田永明，李霞，等. 某医院ICU护士谵妄评估现状及障碍因素调查 [J]. 中国护理管理，2016，15(6)：843－845.

[9] 祝晓迎. ICU谵妄的风险因素分析及风险预测模型的构建[D]. 重庆：第三军医大学，中国人民解放军陆军军医大学，2017.

[10] Kathleen AP，Ken K，Waleed A，et al. Clinical practice guidelines for the prevention and management of pain, agitation/sedation, delirium, lmmobility, and sleep disruption in adult patients in the ICU [J]. Critical Care Medicine，2018，46(9)：1532-1548.

该案例由浙江大学医学院附属第一医院提供。
团队主要成员:蔡洪流、卫建华、何玲英、李志涛、黄昉芳

专家点评

选题背景中介绍,国内关于 ICU 谵妄的评估和管理方面的研究起步较晚,虽有国外循证医学指南作为指导,但还未形成本土化、规范化的 ICU 谵妄评估和预防管理体系,对谵妄患者的治疗和护理也是一个难点。因此,该类问题的解决具有迫切性和现实意义。圈组成员通过查阅文献,并应用自行设计的数据查检表进行预调查,经专家讨论修改,制定了切实可行的数据收集表。查检发现,谵妄的发生率为 14.06%。采用标杆学习法,根据美国相关研究,40% 的谵妄是可预防的,并设定谵妄发生率的目标值。圈组成员们采用关联图,寻找谵妄识别率低的要因。这些要因有谵妄管理流程不完善、患者制动、患者睡眠中断、环境不适应、医护人员相关谵妄知识不足等。针对要因,采取 FAME 原则,拟定五个对策群组,并逐项进行对策实施,确认对策效果,改善达到预期成效。同时也收获了专利、论文、竞赛获奖等附加效益。该选题将国外的临床实践本土化,具有很高的实践价值,可作为国内医院的样板。

建议:第一,最好能呈现优化后的调查量表,以便同行学习。第二,对策拟定根据要因采取 FAME 原则,方法新颖,但应该呈现给大家,使得过程更清晰。第三,流程图制作应更规范。

点评专家:王建平 马 楠

案例十

提高严重创伤患者 Door to Operation Room 时间 60min 达标率

一、发现问题

(一)选题背景和理由

相关研究显示,创伤约占全球人类死亡率的 7%。在全球人类死亡原因中,创伤排第四位;而在青壮年人群中,创伤更是居死亡原因的首位[1]。创伤患者具有病情重、死亡率高的特点。因此,创伤急救在整个急救医学中占有非常重要的地位,它的成功率不仅体现医院自身的技术水平,更是衡量整个国家医疗水平的重要指标[2]。但是目前国内并没有统一的急救模式,尚存在多种模式共存的局面。我国的创伤急救水平仍落后于发达国家,亟待探索符合国情、符合地域特色和本院特色的创伤急救模式[3]。

在创伤发生后,第一时间(黄金 1h)将伤者送至合适的创伤中心,让伤者能得到及时有效的救治,不仅能大幅度地减少创伤患者的早期死亡,而且能明显降低创伤后脓毒症和感染的发生率[4-5]。原国家卫计委发布的《创伤中心建设与管理指导原则(试行)》中提出要求,对于严重创伤患者,应在 1h 内实施急诊手术。但是各种原因所限,我院很难达到这个目标。那么如何通过流程管理来缩短严重创伤患者的救治时间呢? 我们聚焦这个问题,提出了本次 FOCUS-PDCA 项目。

(二)名词解释

1.严重创伤:指危及生命或肢体的创伤,常为多部位、多脏器的损伤,病情危重,伤情变化迅速,死亡率高。在急诊预检分级(杭州市标准)中被划入一级、二级,需进入抢救室进行救治。

2.Door to Operation Room 时间[6](以下简称 D to OR 时间):指严重创伤需手术治疗患者进入急诊科首次接触医疗资源至送手术室的时间。

3.标准时间:60min。

4.D to OR 时间达标率:D to OR 达标例数/同期总例数×100%。

二、团队介绍

根据项目需要,我们于 2017 年 7 月份成立由医务部、护理部、急诊科、检验科、放射科等多部门组成的团队,平均年资 17 年,是一支具有高执行力的团队。

三、计划拟订

圈员们拟订了如下计划实施表。

What	When												Who 负责人	Where 开会地点
	2017年7月	2017年8月	2017年9月	2017年10月	2017年11月	2017年12月	2018年1月	2018年2月	2018年3月	2018年4月	2018年5月	2017年6月		
查找原因													蔡×	急诊示教室
小组成立													金×	
明确现有问题													朱×	
目标设定													朱×	
根本原因分析													周×	
对策拟定													梁×	
对策实施													蔡×	
效果确认													周×	
标准化													朱×	
检讨与改进													朱×	

（实际超出 2 周）

计划线 ‥‥‥‥ 实施线 ——

四、明确现状

(一)严重创伤患者 D to OR 改善前流程图

圈员们首先画出了如下的改善前流程图,并根据抢救的时间节点将总时间划分为 6 个时间阶段,分别如下。T_1:预检分诊阶段;T_2:初步生命支持阶段;T_3:外出检查、标本送检阶段;T_4:二次评估阶段;T_5:准备、办理入院阶段;T_6:护送阶段。

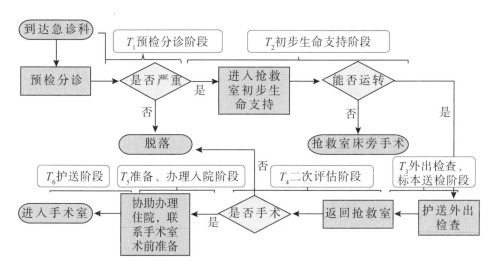

（二）数据收集及分析

根据 5W2H 原则，圈员们设计了查检表，采用时间同步法，在 2017 年 7 月 15 日－8 月 30 日实地查检了我院急诊科接收的 18 例严重创伤需手术患者，得到数据：60min 内送入手术室的只有 9 例，D to OR 时间平均为 72min，D to OR 时间 60min 达标率仅为 50%。我们再将 9 例达标患者各阶段平均时间和 9 例未达标患者各阶段平均时间做比较，算出各阶段所浪费的平均时间（ΔT），发现 T_2 和 T_3 所浪费的时间最多，占总浪费时间的 77.78%。

名称	工作内容	达标案例平均时间（min）	未达标案例平均时间（min）	浪费时间 ΔT(min)	浪费时间百分比（%）	浪费时间累计百分比（%）
初级生命支持阶段（T_2）	初级评估、生命支持、开通静脉通路、抽血标本	16	28	12	44.45	44.45
外出检查、标本送检阶段（T_3）	血标本送检、完成 CT 检查	15	24	9	33.33	77.78
二次评估阶段（T_4）	二次评估处理	10	13	2	7.41	85.19

续表

名称	工作内容	达标案例平均时间（min）	未达标案例平均时间（min）	浪费时间ΔT(min)	浪费时间百分比（%）	浪费时间累计百分比（%）
准备、办理入院阶段（T_5）	完善术前准备、协助办理住院、联系手术室	5	7	2	7.41	92.60
预检分诊阶段（T_1）	接诊、预检分诊	2	3	1	3.70	96.30
护送阶段（T_6）	护送至手术室	10	11	1	3.70	100
合计		58	86	27		

(三)改善前柏拉图

改善前柏拉图如下。

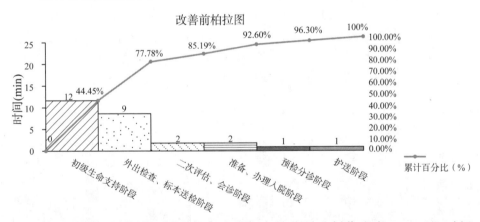

改善前柏拉图

注：从柏拉图中可以看出，每个阶段都会导致严重创伤患者 D to OR 时间延长，根据 80/20 法则，同时结合圈能力，我们将初级生命支持阶段和外出检查、标本送检阶段作为本期活动的改善重点。

五、设定目标

(一)圈能力计算

我们将工作年资定为 A(权重占 40%),学历定为 B(权重占 30%),主题改善能力定为 C(权重占 30%)。工作年资:基础分为 60 分,每年 2 分,年资>20年的均为 100 分;学历:本科 60 分,硕士 80 分,博士 100 分;品管圈经验值:有参加品管圈 1 次者在能力值基础上加 5 分,依次类推,总分不超过 20 分。

计算公式:改善能力值=$A×a+B×b+C×c+$品管圈经验值。

最后得出圈能力均值为 85.3%。

(二)目标设定

我科创伤外科质量监控标准:严重创伤患者 D to OR 时间 60min 达标率为80%(D to OR 平均时间要小于等于 60min)。

根据目标值公式,目标值=现况值+{(1-现况值)×圈能力×改善重点}=83.06%。最后,小组决定将目标值设定为 83.06%。目标:到 2018 年 6 月,我科严重创伤患者 D to OR 时间 60min 达标率要达到 83.06%。

六、根本原因分析

(一)要因分析

通过头脑风暴和系统图分析,圈员们评分后确定:T_2 初级生命支持阶段时间浪费的要因有抢救角色定位模糊、多学科协调差、物资分散、缺乏创伤初级评估及信息系统不完善;T_3 外出检查、标本送检阶段时间浪费的要因有漏开检查项目、CT 检查距离远、转运物资不足、床边快速仪器缺乏、无法优先识别患者。

1. T_2 初级生命支持阶段时间浪费系统图

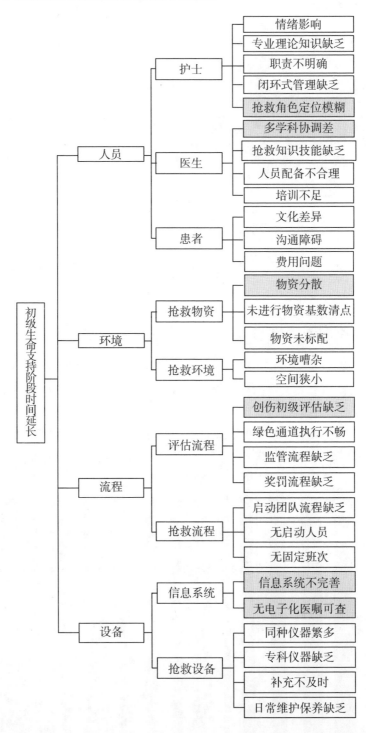

2. T_3 外出检查、标本送检时间浪费系统图

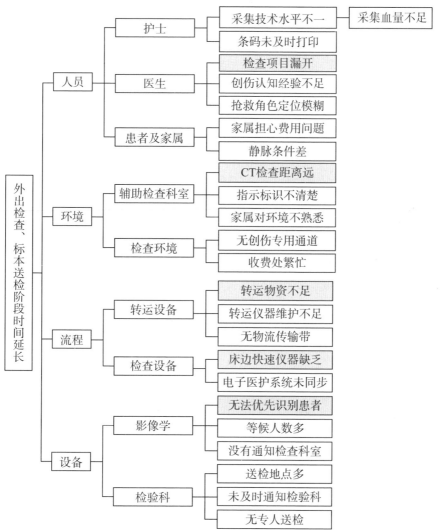

(二)真因验证

以指导小组、实施小组、质控小组的组织构架,设计真因查检表,实地查检。2017 年 9 月 3 日—10 月 14 日,我院急诊科接收严重创伤需手术的患者 16 例。经过要因现场查检,真因柏拉图验证,T_2 初级生命支持阶段总条目 37 条,将抢救角色定位模糊、多学科协调差、物资分散确定为 T_2 时间浪费的真因,累计百分比为 81.08%;T_3 外出检查、标本送检阶段总条目 31 条,将检查项目漏开、CT 检查距离远、转运物资不足确定为 T_3 时间浪费的真因,累计百分比为 77.42%。

七、对策拟定

圈员们针对真因,采取头脑风暴法提出可实施的对策,根据可行性、经济性、效益性进行打分。我们圈员共 8 人,将分值在 72 分(3×3×8)以上的对策纳入有效对策。最后,共纳入 10 条对策,并将其合并成四大对策组。

(一)初级生命支持阶段时间浪费对策拟定

现象	真因	解决对策	评价			总分	判断实施	对策组编号
			可行性	经济性	效益型			
初级生命支持阶段时间浪费	物资分散	增加抢救物资	40	8	18	66	/	/
		创伤复苏室物资集中化放置	40	36	38	114	√	对策组一
		创伤复苏室仪器定点放置	36	40	24	100	√	对策组一
		专人定期补充	29	25	12	66	/	/
	抢救角色定位模糊	结构化创伤护理团队模式	38	29	38	105	√	对策组二
		弹性排班	28	25	18	71	/	/
		成立创伤快速反应团队	28	29	40	97	√	对策组二
		增加医护定位分工配合培训	25	28	18	71	/	/
		提高抢救协调能力	25	25	18	68	/	/
	多学科协调差	医务科制定创伤抢救 MDT 团队执行制度	29	38	38	105	√	对策组二

(二)外出检查、标本送检阶段时间浪费对策拟定

现象	真因	解决对策	评价			总分	判断实施	对策组编号
			可行性	经济性	效益型			
外出检查、标本送检阶段时间浪费	医技优先科室无法识别患者	制作"创伤优先"醒目标识	40	29	40	109	√	对策组三
		提前联系相关科室	28	25	16	69	/	/
		专人送检	29	18	18	65	/	/
		血化验贴红标签	28	25	18	71	/	/
	医生漏开检查项目	急诊医生开展创伤化验项目培训	28	25	16	69	/	/
		创伤血化验套餐	28	25	33	86	√	对策组四
		责任护士提醒并监督化验单是否开全	24	24	22	70	/	/
		制作创伤检验套餐标本盒	29	25	38	92	√	对策组四
	影像科室距离远	规范放射学检查	24	24	33	81	√	对策组三
		明确床边快速检查项目	27	25	38	90	√	对策组三

八、对策实施

为确保每个对策组都是有效的,我们采用逐个叠加的方法实施对策组,并在实施下一个对策组时对上一个对策组进行效果确认。

(一)对策组一:创伤复苏室内抢救物资集中放置,仪器定点放置

针对抢救室内物资放置分散、抢救时护士需要反复多次拿取物资、人力资源浪费、时效性差的问题,我们在创伤复苏室内准备了创伤复苏抢救柜;对所有的物资,以气道组、循环组、快速止血组分组,进行分系统、分年龄段(儿童组与成人组)、分柜管理;对抢救仪器进行定点、定标、定人、定时管理。

在 2017 年 11 月 16 日—12 月 31 日,经过对策组一的实施,我院急诊共收治严重创伤需手术患者 17 例,其中达标的有 10 例,D to OR 时间 60min 达标率由原本的 50%上升至 58.82%,进步率为 8.82%,证明对策组一有效,于是将其纳入科室标准化。

(二)对策组二:医务科制定创伤抢救 MDT 团队执行制度,成立结构化护理团队,明确抢救时职责分工

针对抢救时多学科协调能力不足、抢救角色定位模糊、抢救配合不到位等

问题,首先由医务科牵头,在明确 MDT 团队制度时,确定了以急诊科为主导、其他专科相互协作的抢救模式。科内也建立了结构化创伤团队护理模式,在抢救时快速成立以创伤护士、循环护士、气道护士、协调护士为主导的快速反应团队,团队内成员各司其职、分工明确。最后在团队建设上,我们采取分段视频导入演练的方法,工作坊的模式,对医护人员进行培训。

在 2018 年 1 月 1 日—2 月 15 日,通过对策组二的实施,我院急诊共收治严重创伤需手术患者 14 例,其中达标的有 9 例,D to OR 时间 60min 达标率由原本的 58.82% 升至 64.29%,进步率为 5.47%,证明对策组二有效,于是将 MDT 制度、结构化团队制度、培训制度纳入科室标准化。

(三)对策组三:制作"创伤优先"醒目标识,明确床旁检查项目,医护人员获得床旁 B 超操作资质

针对医技科室及门诊无法优先识别创伤患者,影像科室距离远而导致检查滞后的问题,我们首先制作"创伤优先"醒目标识,解决创伤患者无法优先识别的问题;在科内也明确了床旁快速检查适应证,并培养医护人员获得床旁 B 超操作资质,使得能够在抢救的同时利用床旁 B 超、床旁 DR 机等快速明确诊断,减少不必要的外出检查。

在 2018 年 2 月 16 日—3 月 31 日,通过对策组三的实施,我院急诊共收治严重创伤需手术患者 12 例,其中达标的有 9 例,D to OR 时间 60min 达标率由原本的 64.29% 上升至 75%,进步率为 10.71%,证明对策组三有效,于是将创伤优先标识和床旁快速检查仪器列入科室日常管理。

(四)对策组四:设置创伤血化验套餐,制作创伤检验套餐标本盒

针对医生存在漏开检查化验项目,导致护士漏抽或错抽血化验使治疗时间延后的问题,我们首先联系了信息科,设置了创伤血化验套餐,在医生开具医嘱的同时电脑自动生成血化验条目,避免医生漏开检查项目情况的发生;同时科内使用创伤检验套餐标本盒,可以有效地避免人为因素而造成的血标本重抽。

在 2018 年 4 月 1 日—5 月 15 日,通过对策组四的实施,我院急诊共收治严重创伤需手术患者 15 例,其中达标的有 13 例,D to OR 时间 60min 达标率由原本的 75% 上升至 86.67%,进步率为 11.67%,证明对策组四有效,于是将创伤血化验套餐和创伤检验套餐标本盒纳入化验室日常管理流程。

九、效果确认与标准化

经过为期 6 个月的对策实施,我们严重创伤患者 D to OR 时间 60min 达标率由原先的 50% 上升至 86.67%,总平均时间也由原先的 72min 缩短至 59min,

目标达成率为 110.92%,总进步率为 73.34%;同时,科内也将创伤复苏单元管理、MDT、结构化团队等多项制度标准化,形成可视化文书,并根据标准化流程,设计不同模拟场景,在院内和科内定期进行多学科演练。

通过本次持续质量改进,小组顺利达到了目标,也将相关制度标准化,形成统一的流程管理,同时也收获了许多附加效益,如:获得了相关的各项专利;陆续发表了一些科研论文;我科成为中国创伤救治联盟成员单位;在 2018 年杭州"730"及"812"重大交通事故中,我院成功快速救治了 16 名伤员。

十、遗留问题改善

最后,对于严重创伤患者 D to OR 时间其他阶段的遗留问题,圈员们也进行了讨论,并制定解决方案,并且这些问题在后期的其他项目中得到顺利解决。

(一)预检分诊阶段:分诊护士对创伤病情评估不精准

解决方案:研发试用 PHI 软件,帮助护士们快速准确地判断患者创伤病情。

(二)办理入院阶段:因床位紧张,不能及时办理住院手续

解决方案:全院床位协调功能向急诊科开放,急诊有权限虚拟创伤特需床位,以便严重创伤患者快速入住。

(三)外出检查阶段:CT 科室距离远的问题并未根本解决

解决方案:医院综合考虑急诊发展,在急诊中心增设 CT 机房,CT 检查的距离从 250 步减少至 60 步,有效缩短检查平均时间(缩短 1 分 50 秒)。

十一、检讨与巩固

总结本次持续质量改进活动,我们发现圈员们一起头脑风暴可以拓展大家的思路,促进大家多方位地思考问题;多科室合作可以将利益最大化,解决多学科问题,但是在部门间衔接和工作协调方面会存在一定的困难,还需要大家多沟通,保持目标的一致性;另外在品管工具的使用上,我们需要更进一步的学习。

项目结束至今一直处于持续质量监控中,严重创伤患者 D to OR 时间 60min 达标率始终维持在 85% 以上,攻关效果稳定。

参考文献

[1] Patel MS,Malinoski DJ,Zhou L,et al. Penetrating oesophageal injury:
A contemporary analysis of the National Trauma Bank [J]. Injury,2013,
44(I):48—55.

[2] Bansal A，Bhatia N，Singh A，et al. Doxycycline sclerodesis as a treatment option for persistent Morel［J］. Lavallé；elesions，Injury，2013，44(1)：66—69.

[3] Darby RR，CaplanD. "Cat-gras" delusion：a unique misidentification syndrome and a novel explanation［J］. Neurocase，2016，22(2)：251—256.

[4] 孙贵新，刘中民. 创伤救治的概念及进展［J］. 灾害医学与救援(电子版)，2014，2：70—73.

[5] Dimaggio CJ，Avraham JB，Lee DC，et al. Theepidemiology of emergency department trauma discharges in the United States［J］. AcadEmerg Med，2017，24(10)：1244—1256.

[6] NikAzlan NM，Ong SF. Evaluation of door to operation theatre time following activation of trauma team［J］. The Medical Journal of Malaysia，2019，74(2)：110—114.

本案例由浙江省立同德医院提供。
主要团队成员：蔡春耘、徐东娥、朱晖晖、杨新富、姜爱华

专家点评

该项目聚焦创伤发生后黄金 1h 将伤者送至合适的创伤中心，让伤者能得到及时有效的救治，探索符合国情、符合地域特色、符合本院特色的创伤急救模式，值得同行学习与借鉴。该项目运用 FOCUS-PDCA 方法提高严重创伤患者 D to OR 时间 60min 达标率，聚焦严重创伤 1h 内实施救治的重要性。采用系统图"结果－原因"剖析明确问题改善的重点——初级生命支持时间延长和外出检查、标本送检时间延长。通过一些对策的有效措施，比如创伤复苏室内抢救物资定点定位，明确 MDT 团队和结构化护理团队组建和工作责职，制作创伤优先标识以及设置创伤血化验套餐等，使得创伤患者 D to OR 时间 60min 达标率由原先的 50% 上升至 86.67%，总平均时间也由原先的 72min 缩短至 59min。

该案例还可以从以下几点获得进一步提升：本项目实施周期长，但样本量较少，需长期追踪以确定对策的有效性，并进一步做好效果维持工作。

点评专家：王临润

案例十一

降低腔内碎石致尿源性脓毒血症发生率

一、团队概况

思源圈成立于 2011 年,由湖州市第一人民医院泌尿专科的医护人员组成,致力于通过医护人员协作,进行医疗质量安全管理及品质持续改进。

二、选题背景

(一)选题过程

回顾我院 2012 年 4 月—2017 年 2 月 1849 例输尿管软镜碎石手术病例,并进行统计分析。其中,术后尿源性脓毒血症病例有 118 例,发生率为 6.38%;尿源性脓毒性休克病例有 24 例,发生率为 1.30%。而文献报道腔内碎石术后发生尿源性脓毒休克的比例约为 0.3%～2%。分析我院数据,尿源性脓毒血症的发生率高于目前临床文献中大部分文献报道的数据。在临床尿源性脓毒血症发生病例中,的确存在认识不够、发现不及时和抗感染治疗原则欠妥等实际问题。基于尿源性脓毒血症的高死亡率及临床工作中欠完善的现实情况,有效降低输尿管软镜碎石术后尿源性脓毒血症的发生率在我院有明显的必要性及现实意义。

(二)本期活动主题

降低腔内碎石致尿源性脓毒血症的发生率。

(三)名词定义

脓毒血症	脓毒血症 Sepsis-3(2016 年)
定义	1.机体对感染的反应失调损伤了自身组织,从而导致致命性的器官功能障碍。 2.强调了感染引发的机体失衡的重要性,超出了感染本身可能的致死性。
SIRS 标准	1.心血管系统:收缩压≤100mmHg 或者收缩压从基线降低＞40mmHg。 2.呼吸系统:呼吸频率≥22 次/min 或血氧饱和低于94％。 3.中枢系统:意识改变 (0～3 分,每项 1 分)
诊断标准	感染基础上,qSOFA 评价≥2 分
意义	1.简单、快速评估那些疑似感染患者患脓毒血症的可能。 2.能够提醒临床医务人员哪些患者需要进一步的监护,从而及时进行干预:死亡率仅为 8％～12％。 3.脓毒血症的直接预警指标

(四)选题理由

输尿管软镜碎石手术是泌尿外科部门最主要的病种手术。本院对临床尿源性脓毒血症的发生存在认识不够、发现不及时和抗感染治疗原则欠妥等实际问题。同时存在因处理不及时等客观问题导致患者造成严重并发症至重症监护室抢救的情况,造成患者医疗费用增加、相关医疗纠纷增加以及医院的负面影响增加等。基于尿源性脓毒血症的高死亡率及临床工作欠完善的现实情况,有效降低输尿管软镜碎石术后尿源性脓毒血症的发生率在我院有着明显的必要性及现实意义。

三、活动计划拟订

(一)活动计划

应用 FOCUS-PDCA 进行项目改进,拟订活动计划。

	FOCUS-PDCA
F(find)	找出改进事项:降低腔内碎石致尿源性脓毒血症的发生率
O(organize)	团队组成:泌尿外科、手术室
C(clarify)	回顾 2012 年 4 月—2017 年 2 月 1849 例输尿管软镜碎石手术病例,统计分析术后尿源性脓毒血症的发生率

续表

	FOCUS-PDCA
U(understand)	分析存在的主要原因
S(select)	选择改善的方法
P(plan)	拟订改善计划
D(do)	实施改善
C(check)	检查结果
A(act)	对结果归纳总结,予以标准化,留存问题进入下一个 PDCA

What	When													Who	How	Where
项目	2017年									2018年				负责人	方法	地点
	4月	5月	6月	7月	8月	9月	10月	11月	12月	1月	2月	3月	4月			
活动主题选定														沈×	头脑风暴	会议室
活动计划														沈×	甘特图	会议室
现况把握														陈×	甘特图	会议室
目标设定														陈×	条形图	会议室
解析及对策制定														陈×	鱼骨头图	会议室
对策实施														全体	PDCA	手术室、两个病区
效果确定														沈×	柏拉图	会议室
标准化														邵×	标准书	会议室
活动总结														陈×	脑力激荡	会议室

四、现况把握

(一)数据收集及结果分析

1.现况把握

回顾我院 2012 年 4 月—2017 年 2 月 1849 例输尿管软镜碎石手术病例并进行统计分析。其中,术后尿源性脓毒血症有 118 例,发生率为 6.38%;尿源性脓毒性休克有 24 例,发生率为 1.30%。

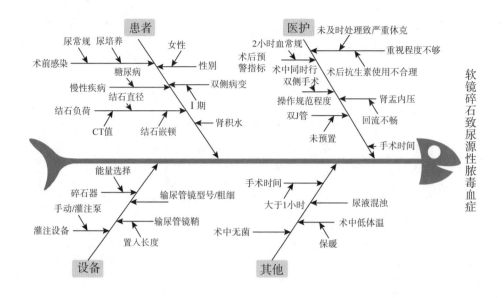

2. 原始数据

我们对 118 例术后尿源性脓毒血症病例进行原因分析,根据以下各个项目进行评分,0~1 分,再汇总绘制柏拉图。

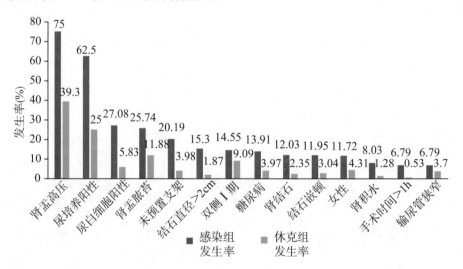

项目	尿培养阳性	尿白细胞阳性	肾盂高压	结石直径>2cm	结石嵌顿	手术时间>1h	未预置支架	双侧Ⅰ期	糖尿病	女性	其他
发生例数	74	32	89	18	14	8	24	17	16	14	8
占比	23.57%	10.19%	28.34	5.73%	4.46	2.55%	7.64%	5.41%	5.10%	4.46%	2.55%
项目归总	术前感染控制不佳		肾盂高压	结石负荷过大			未预置支架	双侧Ⅰ期	糖尿病	女性	其他
占比	33.76%		28.34%	12.74%			7.64%	5.41%	5.10%	4.46%	2.55%
总计	33.76%		62.10%	74.84%			82.48%	87.89%	92.99%	94.45%	100.00%

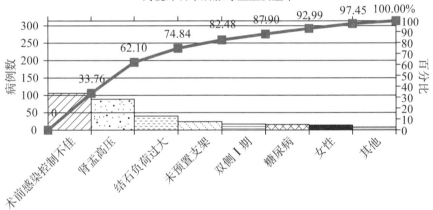

内镜碎石术后脓毒血症发生率

五、目标拟定

（一）尿源性脓毒血症发生率

目标值=现况值-改善值（现况值×累计百分比×圈员能力）

$$=6.38\%-(6.38\%×86\%×0.58)=3.20\%$$

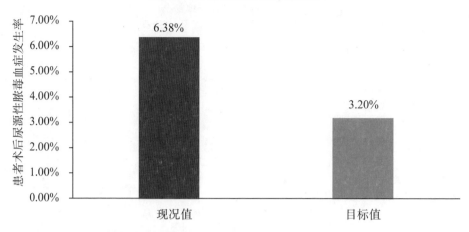

降低腔内碎石致尿脓毒血症发生率

（二）尿源性脓毒性休克发生率

目标值＝现况值－改善值（现况值×累计百分比×圈员能力）

＝1.30％－（1.30％×82％×0.58）＝0.65％

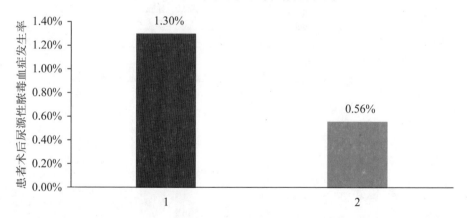

降低腔内碎石致尿源性脓毒性休克发生率

六、解 析

(一)软镜碎石术前感染控制不佳的原因分析

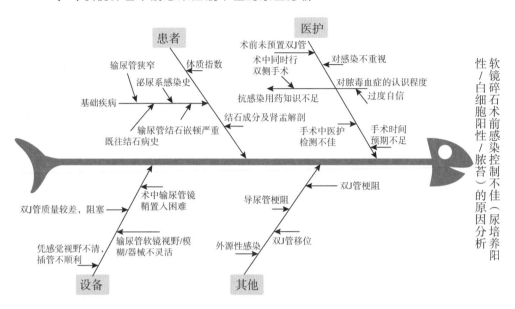

(二)软镜碎石致肾盂内高压的原因分析

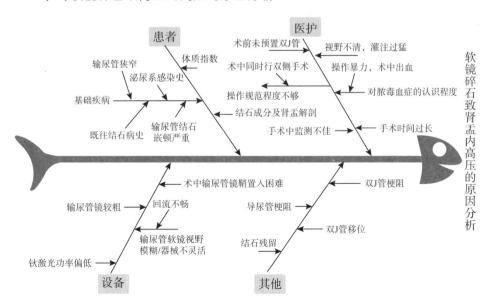

(三)软镜碎石之结石负荷过大的原因分析

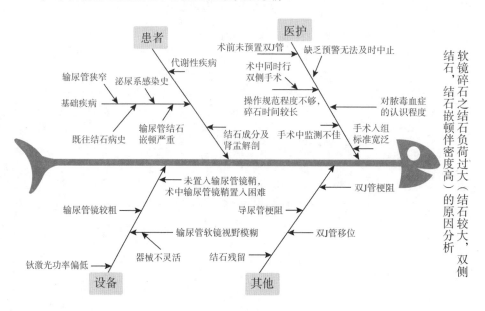

软镜碎石之结石负荷过大(结石较大,双侧结石,结石嵌顿伴密度高)的原因分析

(四)碎石之结石未置入双J管的原因分析

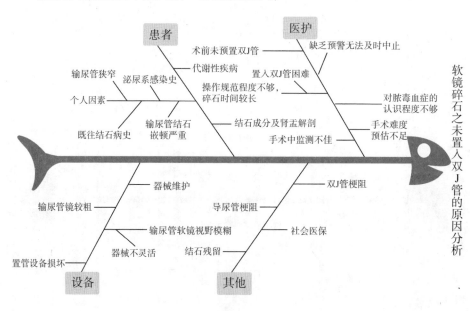

软镜碎石之未置入双J管的原因分析

七、对策拟定

肾盂内高压	视野不清,灌注过猛,缺乏脓毒血症预警①②	建立预警机制,手工灌注并监控术中肾盂内压	√　建立尿源性脓毒症预测评分表,建立脓毒血症预警机制,建立围手术期及时中止手术制度。
	结石嵌顿严重②④	术前预置双J管制度和肾造瘘引流机制	√　建立术前双J管预置制度及肾造瘘引流机制,术中监测肾盂内压力,控制肾盂内压。
	术中输尿管鞘回流不畅②	手工灌注,监控术中肾盂内压	
术前感染控制不佳	术前感染控制认识度不够,缺乏预警①	加强脓毒血症培训考核,建立预警机制;加强目标导向护理	√　规范输尿管软镜治疗上尿路结石标准化流程及操作标准、准入标准。
	术前结石嵌顿严重,引流不畅④	术前预置双J管制度和肾造瘘引流机制;建立围手术期及时中止手术制度	√　加强脓毒血症相关知识培训及考核。
	抗菌用药选择误区③	加强脓毒血症培训考核	√　加强目标导向护理技术
结石负荷多大	软镜手术患者人群选择标准宽泛③	规范输尿管软镜治疗上尿路结石标准化流程及操作标准、准入标准	√　建立尿源性脓毒症预测评分表,建立脓毒血症预警机制,建立围手术期及时中止手术制度。
	术中缺乏预警,不及时中止手术③④	建立脓毒血症预警机制,建立围手术期及时中止手术制度	√　建立术前双J管预置制度及肾造瘘引流机制,术中监测肾盂内压力,控制肾盂内压。
未预置双J管支架(围手术期双J管管理)	对手术难度预估不足,造成输尿管鞘置入不畅②	建立术前双J管预置制度,规范软镜操作标准和准入标准	√　规范输尿管软镜治疗上尿路结石标准化流程及操作标准、准入标准。
	对手术重症感染预警不足①②	建立术前双J管预置制度	√　加强脓毒血症相关知识培训及考核。
	患者自主要求一次性直接手术		√　加强目标导向护理技术

八、对策实施与检讨

对策一:建立尿源性脓毒症预测评分表,建立脓毒血症预警机制,建立围手术期及时中止手术制度

1. 建立尿源性感染预测评分表

预测评分表项目	有	无
肾盂高压	1	0
尿培养阳性	1	0
尿白细胞阳性	1	0
肾盂脓苔	1	0
预置支架	0	1
结石直径>2cm	1	0
双侧Ⅰ期手术	1	0
糖尿病	1	0
肾结石	1	0
结石嵌顿	1	0
女性	1	0
肾积水	1	0
手术时间>1h	1	0
输尿管狭窄	1	0
合计	13	1

2017 年 4 月—2018 年 3 月尿源性感染预测评分表统计结果			
分组	正常组	脓毒血症组	休克组
评分	3.52 ± 1.84	4.44 ± 1.93	5.83 ± 2.08
评分>5 的发生率(%)	22.88	51.06	70.83
P	<0.05		

2. 建立脓毒血症预警机制和手术中止制度

(1)激活脓毒血症警报:SIRS 和 qSOFA 两个方面。

SIRS 中至少两点:①体温:T>38.3℃或<36℃;②心率>90 次/分;③呼吸过度通气,频率>22 次/分或 $PaCO_2$<32mmHg;④白细胞计数>12×10⁹/L 或<4×10⁹/L。

qSOFA 中至少两点:①意识改变(中枢神经);②收缩压≤100mmHg 或者收缩压从基线降低>40mmHg(心血管系统);③呼吸频率≥22 次/分或血氧饱和低于 94%(呼吸系统)。

内镜术后 2h:血白细胞计数<3.0×10⁹/L——早期预警的价值(危急值)。

(2)"脓毒血症警报"激活的几个重要时间点:①5min:症状出现 5min 之内激活警报系统;②15min:15min 之内开始"配套行动",包括送检血乳酸,两次不同部位的血培养,尽早开始应用抗生素;③60min:60min 之内(即刻)开始输注抗生素(广谱或针对性的选择),快速静脉输液;④持续低压:开始应用静脉升压剂,医生应该在 4h 后进行针对感染与休克重复体检。

中止手术指征:①术前 3 天伴有寒战发热、尿培养阳性,及时中止手术;②内镜术中监测到血白细胞计数<3.0×10⁹/L,立即中止手术。

对策效果评价:2017 年 3 月—2018 年 4 月,改进后,术前及时中止暂缓手术 15 台,术中监测到血白细胞计数低而中止手术 5 台,并立即予以泰能静滴及抗休克治疗。

对策二:建立术前双 J 管预置制度,术中监测肾盂内压力,控制肾盂内压

1. 能被动扩张输尿管,有效缓解输尿管狭窄致手术失败的问题;提高首次手术时放置输尿管鞘的成功率;术前引流尿液,有效缓解肾积水,控制感染;降低术后尿源性脓毒血症的发生率;减少输尿管黏膜损伤,保证手术更加安全;避免输尿管鞘对输尿管的硬性扩张,降低术后远期输尿管狭窄的发生率;一般于术前 2 周预置双 J 管。

	总人数	预置	未预置	P
预置情况	1593	1387	206	
性别(男/女)	1084/509	943/444	141/65	0.2868
年龄(岁)	51.24±12.78	50.79±11.61	51.24±10.76	0.447
结石	1468	1299	169	
结石直径(cm)	1.47±0.82	1.75±0.83	1.24±0.66	0.008
CT 值	932.15	945.23	829.92	

2017 年 3 月—2018 年 4 月,术前常规放置双 J 管率为 99%。

2.①对于术前1周内复查尿常规尿培养阳性或伴发热等感染症状者,予以抗感染治疗。②术前1天常规抗感染治疗。③对于嵌顿性结石伴双J管返折伴有中重度肾积水、腰痛发热等症状的患者,给予术前肾造瘘引流。

3.①术中手工低压灌注冲洗(2017年3月—2018年4月,手工灌注率为100%)。②输尿管鞘是降低肾内压的最有效方法。③负压吸引鞘。④肾盂内压监控系统。

对策三:规范输尿管软镜治疗上尿路结石标准化流程及操作标准、准入标准

1.加强输尿管软镜碎石病例准入标准

对于结石CT值>1000和结石直径≥3cm的病例,科室讨论;对于输尿管结石嵌顿伴同侧肾积水>2.5cm、伴发感染的病例,建议输尿管切开取石或科室讨论;对于双侧输尿管/肾结石伴肾积水的病例,科室讨论。

2.制定输尿管镜操作规范标准

临床中严格遵循科室制度中的尿管镜手术操作规范,并在实践中不断完善。通过科室集体讨论,我们制定了经皮肾镜手术的操作规范并将在今后的此类手术中严格遵守。①术前尿液常规检查,常规进行尿培养,并常规口服尿中浓度高的抗生素;若洁尿培养阳性,则需静脉使用敏感抗生素3天以上,复查尿培养;严重者,应考虑分期手术,即先于肾造瘘,再择期碎石、取石。②对于考虑为输尿管梗阻严重、肾积水明显伴感染的患者,术前与患者及其家属充分沟通,让其充分了解输尿管镜手术的危险性和严重并发症。若患者顾虑较多,则暂停手术。

对策四:加强脓毒血症相关知识培训及考核,围手术期严格控制感染和肾造瘘引流机制

1.科室医护人员科室业务学习尿源性脓毒血症早期预警。

2.考核尿源性脓毒血症预警及诊治知识要点。2017年3月—2018年4月,科室举行集体业务学习2次,南太湖会议学习1次;科室医护人员对相关知识的知晓率从培训前的72%提升至96%。

对策五:加强目标导向护理技术

1.预防预警技术——术前护理评估。

2.干预、治疗、护理技术——早期护理要点。

3.康复技术——并发症的预防。

九、效果确认

(一)改进后

在 456 例输尿管镜手术病例中,发生术后尿源性脓毒血症的有 9 例,发生率为 1.97%;发生术后尿源性脓毒性休克的有 3 例,发生率为 0.65%。结果较前明显改善。

1. 效果确认

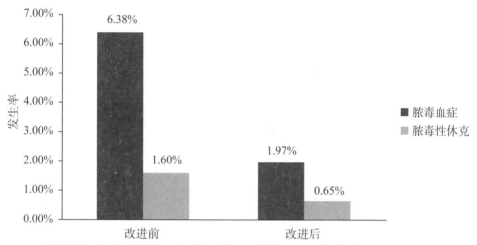

实施效果:抗菌药物合理规范,既保证有效预防和控制感染,又不增加总的抗菌药物消耗量。

2. 思源圈活动无形成果

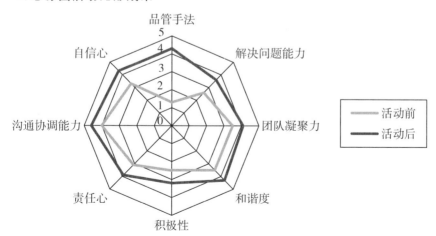

（二）附加效益

同行经验分享，在 2017 年河南省泌尿结石年会、2018 年山东省泌尿结石年会、2018 年江苏省泌尿结石年会、2018 年浙江省泌尿年会、2018 年浙江省结石年会等进行经验分享。

十、标准化

我们制定了输尿管软镜碎石标准化制度流程，规范了患者从入院、围手术期至出院的全程尿源性脓毒血症的预警模式及感染风险排查流程。

（一）改善前流程图

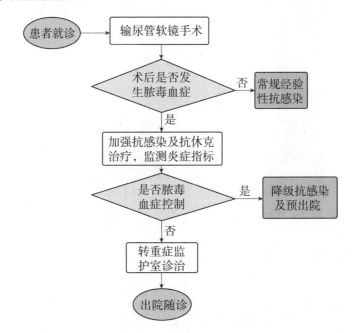

(二)改善后流程图

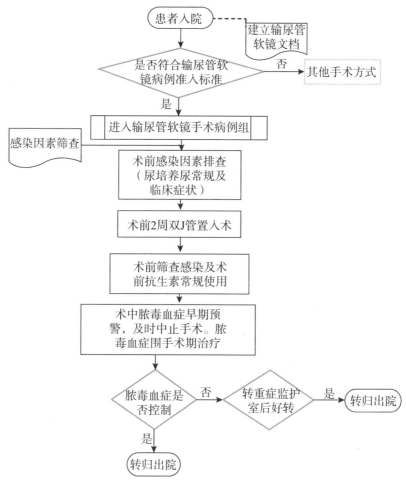

十一、检讨与改进

通过此次品质改进活动,我们建立了多部门协作团队,共同实现流程改造,促进质量改进,达到预设目标。我们成功建立了输尿管内镜碎石术后感染预防的尿源性脓毒症预测评分表(自创),并完成有效性评估。建立科室脓毒血症预警机制和围手术期及时中止手术制度(术前3天伴有寒战发热、尿培养阳性,及时中止手术;内镜术中监测到血白细胞计数<$3.0×10^9$/L,立即中止手术)。建立术前双J管预置制度(2017年3月—2018年4月,术前常规放置双J管率为99%)。加强目标导向护理技术,使内镜下碎石术后尿源性脓毒血症的发生率明显下降。对于感染,重在预防。尿源性脓毒血症死亡率高。对于合并梗阻的

尿源性脓毒血症,首要的处理是解除梗阻。提高抢救成功率的关键是早期诊断,并给予及时正确的治疗。因此,预警机制的建立,操作标准化的完善及严格执行,对脓毒血症的更深入认识,都是降低尿脓毒血症发生率的关键。

存在的不足:①对策中的培训方法有待于改进,并需不断提高临床医护人员对尿源性脓毒血症的重视程度。②效果需持续监控与检查,使得改进效果最大化。③需不断学习质量管理工具的运用,提高解决问题的能力。

本案例由湖州市第一人民医院提供。
主要团队成员:陈煜、王荣江、章兰英、沈俊文、沈桂琴

专家点评

尿源性脓毒血症作为术后严重并发症之一,是由泌尿系感染引起的全身性感染性疾病,伴有感染性休克征象,病情凶险,严重的可危及生命。因此,治疗尿源性脓毒血症时,要及时、规范、果断,以免错过最佳治疗时机。该案例共计纳入 1849 例输尿管软镜碎石手术病例并进行综合分析。其中,术后尿源性脓毒血症 118 例,发生率为 6.38%。基于现况对问题结构与对策措施进行探讨。在对策实施后,输尿管镜手术术后尿源性脓毒血症的发生率下降至 1.97%,术后尿源性脓毒性休克的发生率为 0.66%,较前明显改善。改进方案包括:建立尿源性脓毒症预测评分表,建立尿源性脓毒症预测机制,建立围手术期及时中止手术制度;建立术前双 J 管预置制度;规范输尿管软镜治疗上尿路结石标准化流程及操作标准、准入标准等。相关成果在全国各地有效推广应用。

本案例还有以下几点可提升:本案例虽然说在运用 FOCUS-PDCA,但其实运用的是 QC 手法。改善前使用了 5 年的回顾性数据,与改善后数据样本量有比较大差异,要考虑可比性。目标可参考同行标杆水平,做可行性分析。

点评专家:王临润

案例十二

提高住院患者误吸防范措施的落实率

一、主题选定

(一)选题背景

误吸(aspiration)是指将口咽部内容物或胃内容物吸入声门以下呼吸道的现象[1]。误吸引起突发窒息的死亡率为 $17\%\sim62\%$,吸入性肺炎的病死率为 21%[2]。老年、某些疾病(如心脑血管、帕金森、脑卒中、痴呆、吞咽障碍、糖尿病、慢性阻塞性肺疾病等)以及某些药物的使用等[1,3-4],使普通住院患者存在发生误吸、吸入性肺炎等并发症的风险。回顾性分析 2017 年宁波市第一医院出院诊断"吸入性肺炎"病例,发现全院约 65% 的吸入性肺炎分布于急诊病房/EICU、神经中心。

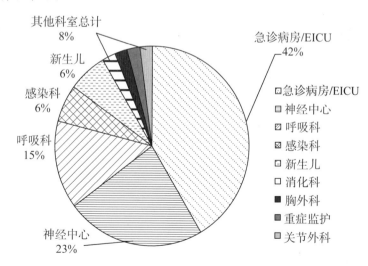

(二)团队介绍

鉴于以上问题,由护理部组建以神经中心与急诊病房为核心的,主题为"提高住院患者误吸防范措施落实率"的品管圈项目。团队成立于 2018 年 6 月 5 日,圈名为"缘聚圈",取"缘来相聚、共筑病安"寓意。圈徽及相关信息如下。

圈的介绍		
圈　　名	缘聚圈	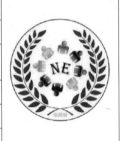	圈名含义:缘来相聚,共筑病安。 圈徽寓意: 1. NE 为神经中心、急诊病房英文的首字母,分别代表两大部门强强联手。 2. 绿色橄榄叶象征和平、希望。
成立时间	2018 年 6 月		
活动时间	2018 年 6 月 5 日— 2019 年 1 月 14 日		
圈　　长	邬×※		
圈秘书	郑×、蔡×※		
辅导员	林×、乐×		
圈员:柴×、蔡×、张×、徐×、郑×、朱×、张×※、沈洁红※、叶×※、张×、杨×、施×。				
注:※表示活动期间曾外出进修或帮扶				

(三)衡量指标

1. 误吸防范措施落实率(过程指标)

误吸防范措施落实率指实际落实误吸防范项目数占应落实误吸防范项目总数的百分率。

2. 由误吸导致的不良事件例数(结果指标)

由误吸导致的不良事件例数指误吸引发的窒息等不良事件例数。

经 QC-STORY 判定,判定本期活动为问题解决型品管圈。

二、活动计划拟订

制作活动计划拟订甘特图(略)。

三、现况把握

(一)与主题相关的流程图

改善前住院患者误吸防范流程图如下。

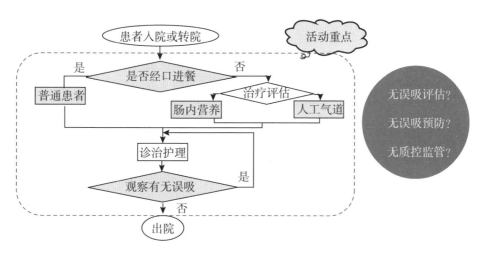

(二)现况调查

1. 数据收集结果分析

根据澳大利亚乔安娜·布里格斯研究中心(Joanna Briggs Institute,JBI)预防吸入性肺炎及美国重症护理学会(American Association of Critical-Care Nurses,AACN)发布的 3 篇成年人误吸防治证据总结[5-7],从临床共同决策的可行性、适宜性、有效性和临床意义四个方面对证据进行评价,并制定住院患者误吸质量管理审查表。

2018 年 6 月 20 日—7 月 22 日,根据误吸防范管理质量审查指标,对神经中心和急诊病房共 4 个科室中的 126 名患者进行误吸防范措施落实现况调查。结果发现,普通患者误吸防范措施的落实率为 57.85%,肠内营养患者误吸防范措施的落实率平均为 72.16%,人工气道患者误吸防范措施的落实率为 93.65%。

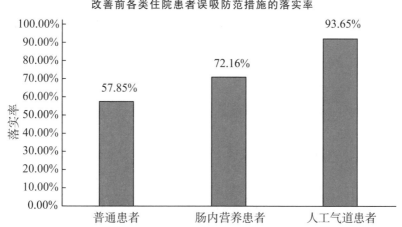

改善前各类住院患者误吸防范措施的落实率

人工气道患者误吸防范措施的落实率(93.65%)处于我院护理质控 KPI 预警状态。讨论后,决定将普通患者、肠内营养患者作为本期活动的重点。

对于 620 项未落实的防范措施,进一步按层别法从宣教落实、喂养方法、进食体位、食物选择、管饲护理五个方面绘制柏拉图。

未落实防范措施项目数柏拉图分析

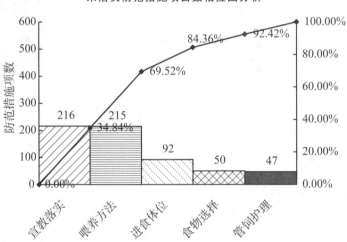

2. 结论

根据 80/20 法则,将宣教落实、喂养方法、进食体位作为误吸防范措施落实的改善重点。

四、目标设定

叶钰芳等[8]报道,住院患者护理防范措施落实率为 91.45%。本圈自我挑战,设定本期目标值≥92%,即将普通患者、肠内营养患者误吸防范措施落实率由 57.85%、72.16%分别提升至≥92%。

普通患者目标设定柱状图

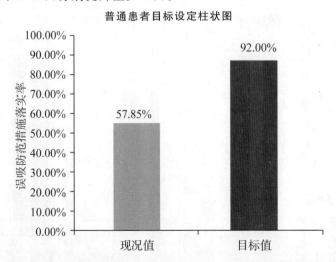

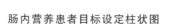

肠内营养患者目标设定柱状图

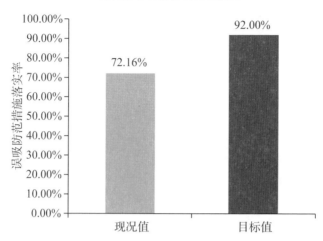

五、解　析

圈员们分别从宣教落实、喂养方法、进食体位三个方面进行鱼骨图分析,得出要因。汇总要因后,采取横断面调研、柏拉图分析以及问卷调查进行真因验证。最终确定三个真因:①护士及陪护的知识缺乏;②误吸防范工具缺乏;③误吸监管机制缺乏。

六、对策拟定

针对真因,在岗圈员 10 名采取因果矩阵法,参考文献并结合头脑风暴,拟订对策 44 条,从可行性、效益性、圈能力、创新性几个方面进行打分,根据 80/20 法则,将得分 160 分以上的选定为对策。

将选出的对策整合成三个对策群组:①"坐食由医不由你"——误吸防范专项培训;②"魔法百宝箱"——防误吸系列用具制作。③"开展小黄人行动"——实施误吸防范管理。

七、实施与检讨

三个对策群组实施等情况如下。

对策群组一	对策名称	"坐食由医不由你"——误吸防范专项培训
	真因	护士知识缺乏、陪护知识缺乏导致宣教落实、喂养方法、进食体位均不到位

※现况: 1.护士缺乏防误吸专业知识。 2.陪护缺乏防误吸相关知识	※负责人:乐×,各科护士长 ※实施时间:2018年8月20日—10月30日 ※实施地点:神经内分泌科活动室、各科室示教室
※计划:	※实施经过:
1.团队学习成人防误吸临床实践指南	8月28日,圈会上团队集体学习成年人防误吸临床实践指南
2.神内科主任对圈员做误吸、吞咽评估培训	9月12日,神经内科主任对圈员进行误吸/吞咽功能评估相关知识培训
3.至康复医院实地学习吞咽功能/误吸评估	10月上旬,辅导员至康复医院学习吞咽功能/高危误吸患者的评估、预防及治疗措施
4.对陪护公司护理员进行误吸防范的培训	10月中下旬,由乐×对陪护公司的护理员进行误吸防范专项培训
5.培训并考核科内、低年资、新入科护士对误吸预防知识、措施、制度等的掌握情况	(1)10月,全体护士专项培训并规范化预防误吸护理指导内容。 (2)10月,下旬带教老师对新入科护士张×等行一对一培训

P / D / A / C

※对策处置: (1)经效果确认,为有效对策。 (2)护士培训效果有待提升,知识掌握率≥80%。 (3)列入科室常规业务学习内容。 (4)形成标准化作业文书	※对策效果确认: (1)培训后,护理员误吸预防知信行得分明显提高。 (2)护士误吸知识考核及格率由8.8%升至31.1%

□培训前 ▨培训后

知识总分: 62.80% / 82.35%
态度总分: 83.32% / 89.58%
行为总分: 73.76% / 81.28%

百分比 (纵轴: 0.00% — 100.00%)

对策群组二	对策名称	"魔法百宝箱"——防误吸系列用具制作
	真因	缺乏误吸风险告知书和评估表、宣教资料、宣教评估工具、高危预警标识

※现况： 缺乏误吸评估、预警、风险告知、宣教资料等相关一系列的防控所需用具。	※负责人：邬×、施×、郑×、杨× ※实施时间：2018 年 8 月 20 日－11 月 18 日 ※实施地点：神经内科一/二、神经外科、急诊病房
※计划：	※实施经过：
1.设计并制作误吸高危预警标识（床尾＋电子信息系统） 	(1)8 月下旬,借鉴跌倒及压疮的高危标识,在微信群内头脑风暴后确定将卡通版误吸小黄人作为床尾误吸高危警示标识,采用红底加误吸图片制作,尺寸大小按照等级护理标识,在 6S 办公室制作并塑封后,分发到各科室使用,采用插卡式和挂牌式两种。 (2)经辅导员与信息工程师反复沟通,在患者电子信息一览表中以"W"代表误吸高危预警符号
2.设计并制作误吸风险评估表、风险告知书	(1)8 月 20 日－9 月 12 日,全体圈员参考相关文献[1-3],并采纳神经内科主任的建议,设计并制作住院患者误吸风险评估单。 (2)9 月 17 日,参考跌倒风险告知书,制作误吸风险告知书
	P D A C
3.制作预防误吸的宣教资料（图册＋视频）	(1)9 月 20 日－10 月 18 日,郑×制作误吸预防宣教图册。 (2)8 月 20 日－11 月 12 日,制作预防误吸视频并在全院播放宣传

续表

对策群组二	对策名称	"魔法百宝箱"——防误吸系列用具制作
	真因	缺乏误吸风险告知书和评估表、宣教资料、宣教评估工具、高危预警标识

※对策处置: 经效果确认,为有效对策。所制作工具都用于急诊病房、神经中心护理工作,并向全院持续推广	※对策效果确认: 在应用各种防误吸工具后,普通住院患者及肠内营养患者的误吸防范措施平均落实率从 65.01% 提高至 92.05% 落实率 100.00% 90.00% ————————— 92.05% 80.00% 70.00% 65.01% 60.00% 50.00% 40.00% 30.00% 20.00% 10.00% 0.00% 　实施前　　　　　实施后

对策群组三	对策名称	"开展小黄人行动"——实施误吸防范管理
	真因	缺乏监管机制

※现况: 缺乏误吸监管机制,无有效的误吸风险评估、干预、质控流程等。	※负责人:郑×、朱×、张×、乐×等 ※实施时间:2018 年 10 月 1 日—11 月 18 日 ※实施地点:神经内科一/二、神经外科、急诊病房
※计划:	※实施经过:
1.将误吸风险评估表和告知书嵌入电子信息系统	(1)10 月下旬,将误吸风险评估表单嵌入信息系统。 (2)将误吸风险告知书形成电子评估单并嵌入系统
2.建立误吸防范质控流程及应知应会	(1)由张×按圈会决议绘制科室误吸防范流程。 (2)由郑×创建误吸防范/质控应知应会,并由蔡×、张×进行修订
3.采取多种方式进行误吸防范宣教并质控	(1)对患者及其陪护采用图册、视频宣教。 (2)根据回授法(Teachback),由朱×设计宣教相关评价表。

续表

对策群组三	对策名称	"开展小黄人行动"——实施误吸防范管理
	真因	缺乏监管机制

4.建立误吸防范质控	（1）成立质控小组，指导并监管科室对高危误吸患者的防范。 （2）建立三级误吸防范监控体系，分析质控结果并改进。 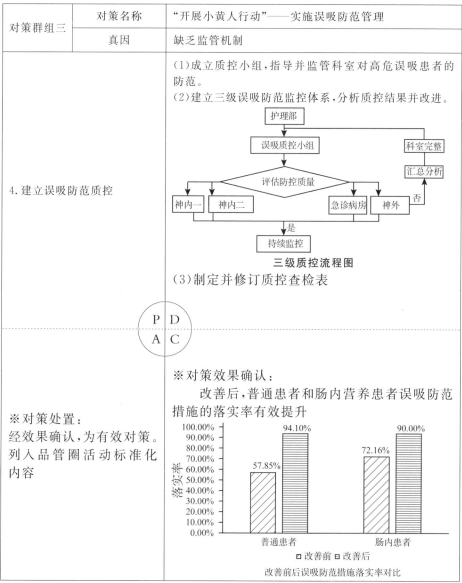 三级质控流程图 （3）制定并修订质控查检表

P D
A C

※对策处置： 经效果确认，为有效对策。列入品管圈活动标准化内容	※对策效果确认： 　　改善后,普通患者和肠内营养患者误吸防范措施的落实率有效提升

改善前后误吸防范措施落实率对比

八、效果确认

(一)有形成果

1. 流程图改善前后对比

误吸防范流程图改善前后对比如下。

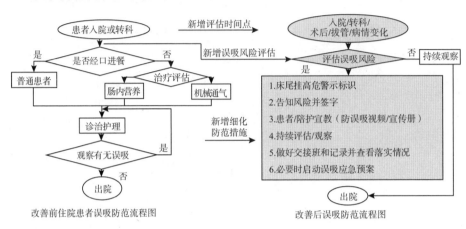

改善前住院患者误吸防范流程图   改善后误吸防范流程图

2. 改善前后数据比较

(1)改善前后误吸防范措施落实率:效果确认阶段(2018 年 11 月 19 日—12 月 23 日)再次调查 95 例患者,其中普通患者 65 例,肠内营养患者 30 例。普通患者防范措施的落实率为 94.12%,肠内营养患者防范措施的落实率为 90.00%。

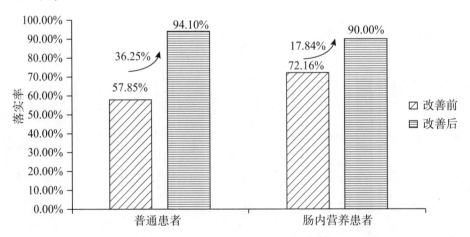

达标率＝(改善后－改善前)/(目标值－改善前)×100％＝100.19％。

进步率＝(改善后－改善前)/改善前×100％＝41.62％。

(2)培训前后陪护对误吸知信行得分比较:比较培训前后陪护对误吸知信行的得分,差异有统计学意义($P<0.001$)。

培训前后陪护对误吸知信行得分比较				
项目	培训前	培训后	t 值	P 值
知识总分	62.83±19.97	82.35±16.08	7.901	<0.001
态度总分	83.32±9.44	89.58±8.30	5.266	<0.001
行为总分	73.76±16.21	81.28±13.47	3.727	<0.001

(3)培训前后护士对误吸相关知识调查得分对比:改善前调查 91 名护士,平均成绩为 43.58 分;改善后调查 74 名护士,20 题总分 100 分,平均成绩为 56.89 分。

(二)无形成果

无形成果如下。

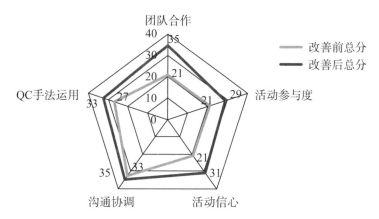

(三)成果推广

1. 在微信中推广相关知识,如卒中健康管理之家 16 期"卒中患者吞咽障碍不容小觑"。

2. 2019 年 3 月 19 日,在江北慈孝乐园(养老机构)做老年误吸防范的相关宣传。

(四)附件效益

1. 在本案例基础上申请并立项浙江省中医药科技计划。

2.团队共撰写学术论文 4 篇。

3.申请专利(便携式吸痰装置)1 项。

九、标准化

2018 年 12 月 24 日－2019 年 1 月 4 日,经过 3 次修订的《误吸高风险患者入院筛查流程》标准化文书形成我院护理 SOP。

十、检讨与改进

(一)检　讨

圈活动步骤检讨表如下。

活动步骤	优点	缺点或今后努力方向
主题选定	主题系神经中心、急诊病房等跨科合作	将继续跨科合作
计划拟订	每阶段都能按步骤基本完成	循证指南找寻耗时
现况把握	分别对住院患者误吸防范落实情况收集数据	数据收集/整理时间过多
目标设定	目标值设定有科学并基本达成	未来目标≥95%
解析	原因分析逻辑性强	原因分析广度及深度有待提高
对策拟定	对策实施有理有据	对策拟定中的专利开发欠缺
实施检讨	各圈员配合默契、认真参与	各措施落实存在一定阻碍
效果确认	误吸防范措施的落实率上升明显	加强对护士误吸防范知识培训的效果
标准化	标准化制定较前完善	需严格执行并追踪效果
圈会活动	圈会参会率高,会议现场热烈	应提高效率、执行力和效能

(二)后续行动策略

1.护士误吸防范知识培训效果有待提升,分析原因如下:①培训内容与考核试题相关性不高;②传统培训方法效果欠佳;③与考核试卷难度较高有关,将持续追踪护士培训效果。

2.继续追踪误吸防范质控效果。2019 年上半年,误吸防范措施的落实率效果维持良好。自 2019 年 10 月起,误吸防范措施已在全院推广,相关内容被列入护理部质控内容。

2019 年 1—7 月神经中心/急诊病房误吸质控效果维持图

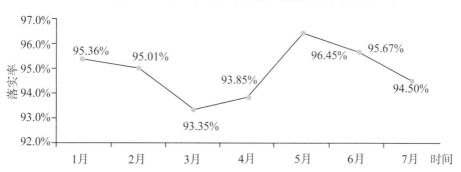

参考文献

[1] 中国吞咽障碍康复评估与治疗专家共识组.中国吞咽障碍评估与治疗专家共识(2017 年版)[J].中华物理医学与康复杂志,2017,39(12):881—892.

[2] 宁璞,杨菁菁,孙铁英,等.住院老年人吸入性肺炎患病率及其危险因素分析[J].中华老年医学杂志,2017,36(4):428—432.

[3] 谭庙琴,梁丽,罗冬华,等.ICU 护士对误吸的认知现状调查研究[J].护理研究,2017,31(13):1617—1619.

[4] 王芳,陈璐,姚志清,等.呼吸训练在吞咽障碍患者中应用效果的系统评价[J].中华现代护理杂志,2019,25(7):844—848.

[5] American Association of Critical-Care Nurses 2016. Prevention of aspiration in adults[J].Crit Care Nurse,2016,36(1):e20—e25.

[6] American Association of Critical-Care Nurses 2017. Prevention of aspiration in adults[J].Crit Care Nurse,2017,37(3):88.

[7] The Joanna Briggs Institute(JBI).Aspiration pneumonia:prevention[EB/OL].(2018—05—09)[2018—08—24].http://ovidsp.tx.ovid.com/sp-3.31.1b/ovidweb.cgi? &S=NOKFFPDHADDDLHKCNCEKFBJCGHHLAA00&Link+Set=S.sh.21%7c1%7csl_190.

[8] 叶钰芳,吴胜天,刘海平,等.品管圈活动提高住院患者跌倒防范措施落实率的作用[J].上海护理,2016,16(1):24—28.

本案例由宁波市第一医院提供。
主要团队成员:郑瑜、杨柳青、乐惠玲、林郁清、徐琴鸿

专家点评

该案例选题背景中介绍了全院各科室过去一年发生的"吸入性肺炎"情况，说明本科室在此方面存在较为严重的问题，进而多病区联合成立改善小组。现况查检后发现，普通患者和肠内营养患者误吸防范措施落实率低，因而作为改善重点，再对两类患者从宣教落实等五个方面进行查检，发现宣教落实、喂养方法和进食体位三个主要问题症结，并基于标杆学习和自我挑战的方法设定改善目标。之后，分别针对三个问题症结分析、验证其根本原因，拟定针对性措施，并予以实施。效果确认阶段显示，改善后的流程图更加细化、适用、操作性更强。对比改善前相关数据，显示改善成效显著，并达成了目标，取得了理性成效。

该选题具有很高的临床实践意义，研究方法适宜，样本量充足，逻辑关系清晰，表达明确，体现了圈组成员发现问题、改善问题的努力程度。将对策群组的名称概括成口号式，通俗易懂，便于宣传，可增加活动的趣味性，这也是该圈的一大亮点。

本案例可从以下几点获得进一步提升：①在背景介绍中补充神经中心误吸防范措施的落实情况。②主题选定阶段，概念解析部分补充"误吸防范措施"及"误吸防范措施落实"的含义。③增加对策实施的过程和检讨结果。

点评专家:魏万宏　马　楠

案例十三

构建线上病案复印服务模式

一、团队概况

携手圈成立于 2017 年 6 月,由病案统计管理办公室、质量管理科、信息科成员组成,共同致力于提升病案管理质量,持续改进服务质量,服务临床、服务群众。

二、选题背景

病案是患者在整个住院过程中诊疗行为的客观体现,也是具有法律效力的材料,是患者医保报销、保险理赔、伤残鉴定等的重要凭证[1]。随着社会保险的完善和商业保险的兴起,病案复印的需求量逐年增加。统计我院近 5 年的数据发现,复印工作量由 2014 年的 22.3 份/日逐年上升到 2018 年的 40.2 份/日,其中异地复印量高达 42%。另外,因病案资料在归档前都有书写、汇总、提交、质控、装订、编码、上架等众多流通环节[2],一般需要 3 个工作日后才归档到病案室,所以患者出院当天拿不到病案复印资料,需择日再来复印,这给异地患者造成了极大的不便,他们需花费较大的时间成本和经济成本再次返院办理;并且在办理过程中也常出现因复印申请者未被授权、证件携带不全、需求不清楚等原因导致多次来院复印的情况。由此,病案复印原本只是医院服务的一个"小需求",但却成为复印申请者的一个"大痛点"。

2018 年,在浙江省医疗卫生服务领域"最多跑一次"改革浪潮的推动下,携手圈从百姓就医过程中的这个"小需求"出发,针对"大痛点",创新病案复印的新模式,更好地服务患者、服务群众。

三、主题选定

针对病案复印的"大痛点",圈员们开展头脑风暴,提出了三个备选课题,并分别从有效性、可行性、时间性、经济性和自主性进行加权评分,根据最高分,确定本次 QC 活动的主题为构建线上病案复印服务模式，并通过 QC-STORY 适用判定，判定结果为课题达成型品管圈。

本课题模式架构为依托微信平台，利用人脸识别和活体检测技术破解申请人身份审核困难的关键卡点，利用移动支付方式取代传统现场收费方式，利用物流快递服务取代现场等候取件的方式，从而实现线上病案复印的模式，解决患者复印难、工作人员压力大的现况。

通过文献查证，并未发现有关将人脸识别技术、活体检测技术和光学字符识别（optical character recognition，OCR）技术应用在线上病案复印的相同报道，确定了该课题的创新性。

四、计划拟订

圈员们拟订了活动计划甘特图。

时间\阶段	2018年7月				2018年8月				2018年9月					2018年10月				2018年11月				2018年12月					2019年1月				2019年2月					负责人
	1	2	3	4	1	2	3	4	1	2	3	4	5	1	2	3	4	1	2	3	4	1	2	3	4	5	1	2	3	4	1	2	3	4	5	
主题选定	●	●																																		胡×
计划拟订		●	●																																	陆×
课题明确化			●	●	●																															胡×
目标设定						●	●																													陆×
方策拟定							●	●																												陆×
最佳方策追究								●	●																											陆×
方策实施与检讨									●	●	●	●	●	●	●	●	●	●	●	●	●	●	●	●	●	●										胡×
效果确认																											●	●	●	●						陶×
标准化																														●	●	●				陆×
讨论与改进																																	●	●		胡×
成果发表																																		●	●	胡×

五、课题明确化

圈员们通过查检表、数据分析和查阅资料等方式，从人员、数据、制度、方法、信息五个方面把握病案复印的现况。

主题	调查时间	调查地点	调查方法	调查人员	把握项目	调查对象及目的	调查结果
构建线上病案复印服务模式	2018年7月4—30日	病案统计管理办公室	数据统计	聂×	人员	异地病案复印申请者占比(%)	42%(花费的时间成本和经济成本高)
			数据统计	聂×	人员	本人身体等原因不能前来办理,家属代办率(%)	60%(增加身份审核的难度)
			现场调查	张×	数据	本地申请者复印病案需要花费的时间(min)	105min(路程80min,等候10min,办理复印手续15min)
			现场调查	张×	数据	复印申请者二次重返医院办理率(%)	19%(证件携带不全、无资格复印等)
			查阅资料	陆×	制度	病案复印相关的法律法规	对申请者身份审核严格
			查阅资料	陆×	制度	病案复印的流程	复印登记、核验身份流程繁琐,日均复印28份/人
			现场调查	陆×	方法	复印收费的方式	现金收费,再上交财务科,存在风险
			现场调查	陶×	信息	申请者对线上病案复印的知晓程度	1.2%的复印申请者知晓

通过现况把握,我们从设定的期望水平、望差值挖掘出攻坚点,并从可行性、经济性、圈能力几个方面进行评价,确定了12项攻坚点,再对攻坚点进行合并,最终确立了5项合并攻坚点。

主题	调查项目	攻坚点	合并攻坚点
构建线上病案复印服务模式	异地病案复印申请者	异地患者一次不跑即可办理	1.一次不跑,病案复印资料到家
	家属代办率	适合本人办理的途径	
	二次重返医院办理率	改变复印模式,无须现场办理	
	复印申请者办理病案复印花费的时间	缩短路程时间	2.提前预约复印,即到即取
		缩短复印等候时间	

续表

主题	调查项目	攻坚点	合并攻坚点
构建线上病案复印服务模式	复印申请者的身份审核困难	快速确认复印申请者身份	3.创新身份审核的模式,确保安全高效
	复印登记流程繁琐	缩短审核身份的时间	
	复印申请者办理病案花费的时间	缩短办理复印手续的时间	4.简化复印登记收费流程
	复印登记流程繁琐	改变收费方式	
		简化登记的流程	
	二次重返医院办理率	提高病案复印制度的知晓度	5.提高复印模式及复印内容的知晓度
	申请者对病案复印途径的知晓率	提高病案复印制度及流程的知晓度	

六、目标设定

根据圈员们的调查情况,并结合文献查阅[3-4],我们设定如下目标值。

1.降低异地患者复印病案的经济成本,将其来院办理的交通、住宿、误工等成本降为0。

2.缩短本地患者复印花费的时间,将来院办理平均花费的105min降至线上办理的10min以内。

3.降低家属代办率(代办率≤10%)。

4.提高复印申请者的满意率(满意率≥95%)。

5.提高工作人员复印病历的效率(日均≥38份/人)。

七、方策拟定

针对5项合并攻坚点,圈员们提出了具体改善方案,从可行性、经济性、效益性几个方面进行打分,根据80/20法则,采纳了11个方案,并将其合并为4个方策群组,分别是:①自动人脸识别,让服务更安全、更贴心;②优化复印申请单填写方式,自动采集留档信息;③搭建线上病案复印平台,全时段全网络受理;④多维度广泛宣传,让线上病案复印深入百姓心。

主题	攻坚点	方策拟定	评价项目				判定	负责人
			可行性	经济性	圈能力	总分		
构建线上病案复印服务模式	1.一次不跑，病案复印资料到家	1.构建线上病案复印申请模块	37	43	43	123	√	赵×
		2.病案复印资料物流配送	43	41	41	125	√	胡×
		3.出院当天办理复印业务	27	27	33	87	×	
	2.病案复印资料即到即取	4.电话预约	15	36	43	94	×	
		5.构建线上病案预约系统，自取码自取	25	35	45	105	√	胡×
	3.创新身份审核的模式，确保安全高效	6.申请者手持身份证拍照上传	25	30	35	90	×	
		7.利用OCR技术自动读取身份信息	33	37	43	113	√	赵×
		8.利用人脸识别技术自动识别和审核身份	37	43	43	123	√	陆×
	4.简化复印登记收费流程	9.搭建微信支付模式	33	37	43	113	√	张×
		10.客户端将部分项目结构化设置	38	43	43	124	√	董×
		11.自动采集登记信息	37	43	43	123	√	陶×
		12.自动保存身份信息及人脸信息	28	35	45	108	√	赵×
	5.提高复印模式及流程的知晓度	13.设计病案复印网上申请须知	39	43	43	125	√	陆×
		14.多渠道宣传线上病案复印系统	43	41	40	124	√	陆×

八、最佳方案确定

针对四大方策群组，圈员们分别运用 PDPC 法进行障碍判定和副作用判定，并商讨消除障碍及副作用的办法。结果显示，四大方策群组均具有可操作性，并进入实施阶段。

主题	选定方策	障碍判定	副作用判定	消除障碍	判定	方策
构建线上病案复印服务模式	自动人脸识别，让服务更安全、更贴心	人脸照片事先拍好	存在审核风险	人脸识别＋活体检测技术	√	I
	优化复印申请单填写方式，自动采集留档信息	系统安全性	容易泄露信息	定期备份数据	√	II
	搭建线上病案复印平台，全时段全网络受理	需要专业工程师设计开发，资金保障	圈员无法独立完成	本院信息科工程师开发	√	III
	多维度广泛宣传，让线上病案复印深入百姓心	宣传力度不够	效果不佳	信息平台支撑	√	IV

九、方策实施

(一)自动人脸识别，让服务更安全、更贴心

《医疗机构病历管理规定(2013版)》要求对病案复印申请者身份进行严格审核，确认申请者的复印资格，保护患者隐私[5]。线上复印导致无法面对面审核，造成身份确认困难。为此，我们引入了活体检测技术和人脸识别技术来破解瓶颈问题，具体步骤如下。

1.拍摄上传身份证正面照，系统利用OCR技术自动读取姓名、身份证号码。

2.上传现场拍摄的活体人脸照片，系统将人脸照片与身份证进行校验。

3.若申请者为代理人，则分别对代理人和患者本人进行实名认证，同时拍照上传手写委托书。

通过对不同性别、不同年龄段、不同体型的人进行反复测试，实名认证模块测试成功，并将人脸识别技术、活体检测技术、OCR技术纳入线上病案复印系统的集成开发，解决了复印申请者身份认证困难的关键点。

(二)优化复印申请单填写方式，自动采集留档信息

浙江省《三级综合医院评审标准》中明确要求有完整的病案复印登记留档信息，为节约申请者填写资料的时间，同时满足留档的需求，我们设计了结构化申请单填写模块，具体如下。

1.将复印内容、配送方式、复印目的设计为结构化表单，申请者勾选即可。

2. 自动获取需要登记的信息,如住院号、姓名、出院日期、身份信息等。

3. 系统以图片的方式保存申请者的身份证及人脸照片。

4. 自动生成留档清单,工作人员选择系统留档或打印留档。

经反复测试,结构化申请单填写模块测试成功,申请者在 1min 内即可完成表单的填写;自动采集信息留档模块测试成功,审核前的数据、审核后的数据、审核支付发货的时间都一目了然,并将其纳入软件系统的集成开发。

(三)搭建线上病案复印平台,全时段全网络受理

为解决异地复印难、本地复印花费时间长的问题,依托微信平台,构建线上病案复印服务模式,具体步骤如下。

1. 建设客户端平台,申请者可通过用户注册模块完成实名认证,通过病案复印模块提交复印需求,通过订单管理模块支付费用、进行物流查询等。

2. 建设后台管理平台,有专人负责订单的审核、病案复印、包装发货、物流跟踪、定期回访,确保资料的安全送达。

线上病案复印模式搭建成功后,有效打破了时间和空间限制,使申请者可以在任何地点、任何时间发起病案复印的申请。

(四)多维度广泛宣传,让线上病案复印深入百姓心

为了让此项服务"跑进百姓心",我们采取了一系列的宣传措施,具体如下。

1. 将系统平台链接放在嘉兴市第一医院公众号网络医院"病案复印"栏目。

2. 将"二维码"嵌入出院记录和出院随访系统中,确保每一位患者都有获取线上复印的途径。

3. 通过出院爱心卡片、门诊导报、病区宣传栏等传统媒介进行宣传。

4. 通过制作易拉宝、宣传视频等,在门诊大厅、住院大厅等公共区域进行宣传。

经过一系列的宣传后,线上病案复印服务的知晓率大幅度提升,方策效果显著,持续进行宣传。

十、效果确认与标准化

在实施四大方策群组后,系统上线后 3 个月,统计分析数据如下。

1. 外地患者业务达 56.4%,业务范围覆盖全国 20 余个省市,为异地患者带来了实实在在的便利。

2. 节约本地申请者的时间成本,办理时间由改善前的 105min 降为线上申请的 5min,超出了预设的目标值。

3. 线上申请让患者在家也可以办理,极大地降低了家属的代办率,家属的代办率由改善前的 60% 降为 1.5%。

4.复印申请者的满意率高达99.8%。

5.有效提高工作效率,处理数量由28份/日提升至42份/日。

此项目还带来许多附加效益。

1.本项目入选2018年度浙江省医疗卫生服务领域"最多跑一次"改革十佳案例优秀入围案例。

2.获得院级课题立项,成功申报嘉兴科技局课题。

3.获得计算机软件著作权一项。

4.打造医院品牌。省内许多医院前来参观和学习。

通过此次品管圈活动,团队顺利达到目标,并将相关制度流程标准化,形成标准的线上病案复印服务系统客户端和管理端操作手册,将线上病案复印服务制度化。

十一、检讨与巩固

总结此次质量改进活动,我们发现,达到目标的关键是圈员们要团结协作、群策群力、有效沟通。对于课题达成型品管圈项目,需要大胆创新,多寻求跨界专业人士的指导。例如:在系统流程设计方面,可以多征询计算机软件工程师的意见,从而避免走弯路;在QC手法的运用上,特别在最适策的探究上需要进一步学习与探讨。

接下来,我们会继续完善系统,加大宣传力度,提高线上病案复印率,让更多的病案复印申请者获益。

参考文献

[1] 汤颖.基于微信公众平台的病案预约复印服务探索[J].中国病案,2015,8:36-38.

[2] 周晓清,曹兰珍,杨骁,等.预约复印病案的实施[J].中国病案,2014(06):6-8.

[3] 赵楠,张璐,戴晨霞,等.病案室工作满意度调查分析[J].中国病案,2017,18:5-7.

[4] 邓敏莉.病案自助复印服务的必要性及可行性探讨[J].中国卫生产业,2017,14(13):86-87.

[5] 国家卫生和计划生育委员会,国家中医药管理局.关于印发《医疗机构病历管理规(2013年版)》的通知[S].国卫医发〔2013〕31号.2013.

本案例由嘉兴市第一医院提供。

主要团队成员：胡以霞、朱良枫、陆卫芬、陆秋平、陆苗

专家点评

　　本案例选题有创新性，尽管病案复印是患者的"小需求"，但解决的却是"大痛点"，这是本课题的最大亮点，因而很有实践价值。通过对病案复印现况的多方面调查，结合翔实的调查结果，形成课题的攻坚点。并基于整合后的攻坚点进行方策拟定，方策有创新性。运用 PDCA 法进行方策追究，结果说明四个方策群组均具有可操作性。方策实施过程和结果真实可信。效果确认显示，各项目标均如期完成，效果显著，且此案例入选省级十佳优秀案例，说明这是一项成功的研究项目。

　　该选题无论是对患者还是对医院，都有很高的实践价值，同时在相关工作方法上也有一定的理论价值。本研究还纳入了圈外专家团队的支持。结果显示其真实可信，选用方法适宜，样本量充足，思路清晰，表达明确，效果良好。

　　本案例可从以下几点获得进一步提升。①甘特图中的标准化应与检讨和改进合并（同为 PDCA 中的 A 部分）计算时间。②课题明确化部分可以分为人员（包括工作人员和患者）、方法（含法规、制度、流程、信息系统、邮寄方法等）、设备（复印）三类。③部分最佳方策的确定可以通过测试、试验等方法完成，不一定都通过 PDCA 法。"圈员无法独立完成"和"效果不佳"的表述不属于副作用，可改为"增加项目支出"和"增加人力成本"等。

点评专家：魏万宏

案例十四

缩短急诊抢救室患者的滞留时间

一、团队概况

同心圈建立于 2010 年 8 月,是由急诊医学科、医务处、质管处、护理部成员共同参与组建的一支跨学科合作团队。团队口号是"你我同心、健康同行"。

二、主题选定

全体圈员经过头脑风暴共选出六个主题,通过 L 形矩阵图三段式评价法,将得分最高的"缩短急诊抢救室患者的滞留时间"作为我们本期活动的主题。

急诊抢救室患者的滞留时间是衡量急诊处置质量和效率的一个重要指标。缩短急诊抢救室患者的滞留时间可以缩短患者住院时间和降低患者 7 天病死率,降低医疗安全隐患和医疗纠纷的发生率,提高患者的满意度,从而提升医院的信誉度和知名度[1-3]。国际蓝十字会规定,急诊质量的标准是急诊抢救室患者的滞留时间不超过 6h[4]。美国门诊医疗服务调查中同样认定,急诊滞留时间要小于 6h[5]。我院 2018 年 1 月份急诊抢救室患者的滞留时间平均为 8.85h,只有 55.54% 的患者在 6h 内。因此,缩短急诊抢救室患者的滞留时间显得尤为重要。

急诊抢救室患者的滞留时间是指从患者入抢救室到离开抢救室的时间段,包括等待治疗时间、接受治疗时间和等待处置时间[6]。

衡量指标:滞留时间＝离开急诊抢救室的时间－进入急诊抢救室的时间

三、计划拟订

圈员利用甘特图绘制活动计划表。

周期 步骤	3月 3 4	4月 1 2 3 4	5月 1 2 3 4	6月 1 2 3 4	7月 1 2 3 4	8月 1 2 3 4	9月 1 2 3 4	10月 1 2 3 4	11月 1 2 3 4	12月 1 2 3 4	负责人	品管手法
主题选定		P									张×	头脑风暴
计划拟订		30%									阙×	甘特图
现况把握											阙×	查检表、流程图
目标设定											留×	直方图
解析						D					刘×	鱼骨图、柏拉图
对策拟定						40%					潘×	矩阵图
对策实施 与检讨								C 20%			叶×/江×	PDCA
效果确认									A		丁×	柱状图、雷达图
标准化									10%		叶×	流程图
检讨与改进											魏×	矩阵图

四、现况把握

利用查检表,从 2018 年 4 月 1－30 日进行为期一个月的数据收集。结果显示,急诊抢救室 4 月份有 1048 名患者,平均滞留时间为 6.68h,其中心脑血管疾病患者占比为 29.10%,滞留时间＞6h 的有 303 人,该人群的平均滞留时间为 16.16h。

根据数据统计分析,绘制柏拉图。根据 80/20 法则,我们的改善重点是等待住院床位时间长、疾病诊断不明确。

1. 改善重点分析

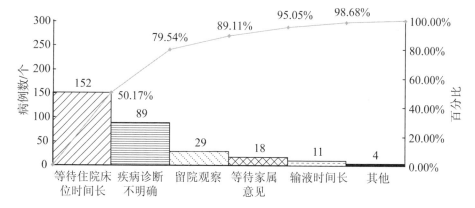

2.急诊抢救室改善前诊疗流程

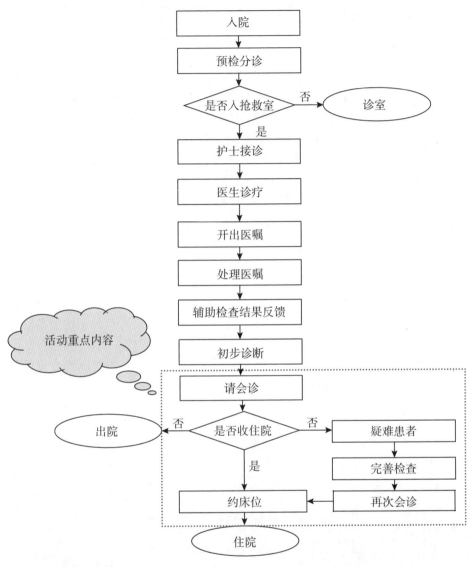

五、目标设定

设定理由:根据国际蓝十字会规定[4]及美国门诊医疗服务调查[5],急诊抢救室患者的滞留时间小于 6h 是最适合的。

六、解　析

利用大骨展开法,圈员们通过头脑风暴绘制出鱼骨图,利用特性要因评价表,选择三段式评价法,根据 80/20 法则选择将得分 44 分以上的作为要因,共圈选出 13 条要因;并根据真因验证的结果,选出 7 条真因,即住院患者多、住院患者预约检查时间久、急诊患者多、办理出入院手续的工作人员少、患者病情复杂、各科会诊意见不统一、会诊及时性监控不到位。

序号	项目	数目	所占百分比	累计百分比
\多列7{等待住院床位时间长的真因验证数据表}				
要因 1	住院患者多	57	30.48%	30.48%
要因 2	住院患者预约检查时间久	36	19.25%	49.73%
要因 3	急诊患者多	28	14.97%	64.71%
要因 4	办理出入院手续的工作人员少	26	13.90%	78.61%
要因 5	护士人力不足	20	10.70%	89.30%
要因 6	开放床位少	13	6.95%	96.26%
要因 7	联系不及时	7	3.74%	100.00%

等待住院床位时间长的真因验证数据表

序号	项目	数目	所占百分比	累计百分比
要因 1	患者病情复杂	51	29.48%	29.48%
要因 2	各科会诊意见不统一	45	26.01%	55.49%
要因 3	会诊及时性监控不到位	37	21.39%	76.88%
要因 4	临床思维不完善	18	10.40%	87.28%
要因 5	患者基础疾病多	13	7.51%	94.80%
要因 6	检查结果反馈慢	9	5.20%	100.00%

疾病诊断不明确导致滞留时间长的真因验证数据表

七、对策拟定

全体圈员就每一评价项目,从可行性、经济性、效益性等几个方面进行对策选定,并根据 80/20 法则,将评分在 132 分以上的选为采用的对策,再按对策共性整合对策群组,共选出五个对策群组。对策群组一:设立急诊抢救指导班。对策群组二:优化以急诊医学科为主导的会诊流程。对策群组三:急诊抢救室发出饱和预警信息,全院启动预警流程。对策群组四:推行双向转诊,促进上下级医院患者分流。对策群组五:设立入院准备中心,优化出入院流程。

问题点	真因	对策方案	评价			总分	采行	提案人	实施计划	负责者	对策编号
			可行性	经济性	效益性						
等待住院等床时间长	住院患者多	推行双向转诊,促进上下级医院患者分流	53	47	39	139	★	叶×	9月6日—10月1日	魏×	对策群组四
		限制救护车至县级医院接诊数量	27	33	29	89		叶×			
		全院实施预出院	47	45	47	139	★	张×	10月2—27日	丁×	对策群组五
		医师把控入院指针	29	31	33	93		潘×			
	住院患者预约检查时间久	实行日间手术,择期手术患者办理预住院	47	41	45	133	★	留×	10月2—27日	丁×	对策群组五
	办理出入院手续的工作人员少	出入院收费处增加工作人员	31	31	31	93		陈×			
		床边办理出入院手续	49	47	39	135	★	张×	10月2—27日	丁×	对策群组五
	急诊患者多	急诊抢救室发出饱和预警信息	51	47	39	137	★	陈×	8月11日—9月5日	叶×	对策群组三
		增加急诊抢救室床位	39	29	39	107		留×			
		病区临时加床	43	41	39	123		刘×			
		全院床位统一调配,跨区域收治患者	51	41	49	141	★	魏×	8月11日—9月5日	叶×	对策群组三

表头:等待住院等床时间长的对策拟定

疾病诊断不明确的对策拟定										
问题点	真因	对策方案	评价			总分	采行	提案人	实施计划	负责者	对策编号
			可行性	经济性	效益性						
疾病诊断不明确	患者病情复杂	设立急诊抢救指导班	45	49	41	135	★	江×	6月21日—7月15日	潘×	对策群组一
		年轻医师加强学习,提高业务水平	29	23	31	83		刘×			
		医师详细问诊,完善更多的辅助检查	29	29	29	87		潘×			
	会诊及时性监控不到位	院部每月随意抽查会诊时间	29	31	33	93		刘×			
		开发电子信息急诊会诊软件	47	41	49	137	★	留×	7月16日—8月10日	叶×	对策群组二
	各科会诊意见不统一	请求科主任协调解决	29	31	33	93		陈×			
		构建以急诊医学科为主导的会诊流程	45	45	49	139	★	丁×	7月16日—8月10日	叶×	对策群组二

八、对策实施与检讨

(一)对策群组一:设立急诊抢救指导班

由科室骨干组成急诊抢救指导班,负责危重症患者抢救指导和疑难患者收治问题。在改善前,科室年轻医师对疑难患者的处置缺乏经验;通过设立急诊抢救指导班,大大缩短了对病情复杂患者的处置时间,从而缩短患者在急诊抢救室的滞留时间。在实施对策后,急诊抢救室患者的滞留时间由改善前的6.68h降低到改善后的6.56h。经确认,该对策为有效对策。

(二)对策群组二:优化以急诊医学科为主导的会诊流程

1. 开发电子信息急诊会诊软件,由传统的手工登记模式转变为电子信息登记模式,通过数据监控,提高会诊及时性。

2. 急诊抢救指导班介入评估疑难患者的病情,减少不必要的会诊,解决患者收治问题。在实施对策后,急诊抢救室患者的滞留时间由改善前的6.56h降至改善后的6.45h。经确认,该对策为有效对策。

(三)对策群组三:急诊抢救室发出饱和预警信息,全院启动预警流程

1. 在急诊抢救室床位使用≥120%时,由护理组长向护士长汇报,通过护士长发出提前收治急诊患者的预警通知。

2. 在信息系统查看全院空床,依据医院收治急诊患者的相关规定,完成跨区域患者收治。在实施对策后,急诊抢救室患者的滞留时间由改善前的6.45h降至改善后的6.21h。经确认,该对策为有效对策。

(四)对策群组四:推行双向转诊,促进上下级医院患者分流

院部与丽水九县市共30余家基层医院签订双向转诊制度,同时将本院医师下派至6家基层医院和2家卫生院,全年常驻,指导工作,带动医疗服务水平提升。在实施对策后,急诊抢救室患者的滞留时间由改善前的6.21h降至改善后的6.13h。经确认,该对策为有效对策。

(五)对策群组五:设立入院准备中心,优化出入院流程

1. 入院准备中心可以调配全院床位。

2. 开展日间手术和择期手术的预住院流程,可以缩短平均住院日,加快床位周转。

3. 全院实施预出院措施。在出院前一天开出出院带药;对于临时出院患者,在9:00前开出出院带药,出院带药由药师直接发放。

4. 通过手机微信、支付宝、自助机,可以在病区直接办理出入院手续。

在实施对策群组五后,急诊抢救室患者的滞留时间由改善前的6.13h降至改善后的5.99h。心血管内科的平均住院日由9月份的7.23天缩短至10月份的7.03天,神经内科的平均住院日由9月份的9.65天缩短至10月份的8.32天。经确认,该对策为有效对策。

九、效果确认与标准化

通过数据统计分析得出,2018年11月份急诊抢救室患者的滞留时间缩短至5.91h,目标达标率为113.24%,进步率达到11.53%($P<0.05$),数据具有统计学意义。

急诊抢救室患者滞留时间数据改善前后对比					
时间	患者总人数	男	女	年龄(岁)	平均滞留时间(h)
改善前	1048	609	439	59.42	6.68
改善后	928	540	388	62.44	5.91
P					$P<0.05$

急诊抢救室患者滞留时间＞6h 数据改善前后对比				
时间	患者总人数	男	女	年龄(岁)	平均滞留时间(h)
改善前	303	164	139	63.88	16.16
改善后	264	158	106	64.97	13.91
P					P＜0.05

我们对这些有效对策进行了标准化巩固,在流程上进行改进,改善后流程图如下。

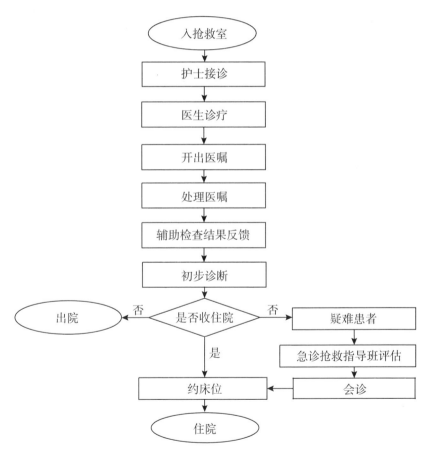

另外,还产生了如下的附加效益。

1.全院平均住院日从 2017 年的 8.25 天降至 2018 年的 7.95 天。

2.急诊抢救指导班承担全院呼吸支持小组工作(已启动 96 次)。

3.开发电子信息急诊会诊软件并投入使用,节省会诊登记时间,一条会诊信息的登记时间从改善前的 23.8 秒缩短至 3.6 秒,同时也为医院数据信息化管理提供依据。

4.撰写论文 1 篇。

十、检讨与改进

继续收集数据,2018 年 12 月—2019 年 6 月,效果一直维持在目标值以内。由于急诊抢救室场地受限,所以无法增加留院观察床位。另外,患者输液时间长,可以采取以下对策。

1.向院部申请扩大急诊留观区,新急诊大楼工程即将启动,建成后可增加床位 174 张。

2.院部开展"减少患者输液瓶数"项目管理。

品管圈是有效且科学的品质管理方法,教会我们怎样去发现问题、分析问题和解决问题。本期活动通过流程优化缩短急诊抢救室患者的滞留时间,带动整个医院缩短平均住院日,优化出入院流程,提高会诊效率,降低医疗费用,提高急诊的工作效率,增加医患双方的满意度。

参考文献

[1] Schull M, Guttmann A, Vermeulen M, et al. Is achieving Ontario's emergency department length of stay performance targets associated with improved patient outcomes following discharge? [J]. Canadian Journal of Emergency Medicine,2013,15: S2.

[2] 鲜安福,黄亚娟,吴小娟,等.急诊绿色通道影响创伤患者滞留时间的因素分析[J].辽宁医学杂志,2015,(3):133—135.

[3] 曾仕胤,张立秀,晁丽,等.急诊滞留时间的研究进展[J].全科护理,2016,14(34):3582—3584.

[4] Henneman PL, Nathanson BH, Li H, et al. Emergency department patients who stay more than 6 hours contribute to crowding[J]. J Emerg Med, 2010, 39(1): 105—112.

[5] Mccaig LF,Nawar EW. National hospital ambulatory medical care survey: 2004 emergency department summary [J]. 5dv Data, 2006, (372): 1—29.

[6] Pines JM, Russell LA, Hollander JE. Racial disparities in emergency department length of stay for admitted patients in the United States [J]. Acad Emerg Med, 2009, 16(5): 403—410.

本案例由丽水市中心医院提供。

团队主要成员:陈美芬、潘红英、张珠灵、刘芳、叶健晓

专家点评

急诊抢救室患者的滞留时间是衡量急诊处置质量和效率的一个重要指标,也是医院应急能力的体现。该项目以"缩短急诊抢救室患者的滞留时间"为主题开展问题改善型品管圈活动。根据主题特性,以急诊科为主,组建跨学科品管小组,针对该院急诊抢救室患者滞留时间较长的问题开展活动,做好患者等候"时间计算题"。其选题理由充分,主题释义清晰,活动过程能够严格遵循品管圈标准步骤,在掌握现行工作内容的基础上,搜集了充足的现场数据,展开分析,确定有效对策,建立急诊抢救室患者处理、抢救室饱和预警、出入院等相关标准和规范化流程。实施过程思路清晰,可操作性强,成功地将急诊抢救室患者的滞留时间由 6.68 小时缩短至 5.91 小时,实现了既定目标(<6 小时),相关改进措施具有一定的科学性和普适性,适合推广学习。

本案例可从以下几点获得进一步提升:①现况值与期望值可多参考同行或文献,用客观数据来呈现,尤其是在目标设定环节。②由于前序鱼骨图原因分析不透彻,所以要因圈选的准确度有待提高。例如"住院患者多""急诊患者多""办理出入院手续工作人员少""护理人力不足""开放床位少"等,既无明确定义说明,又缺乏标准数值,使后续真因验证中进行现场验证存在困扰。真因验证仅能通过对主管医师的问卷调查进行主观判断,未能通过现场收集的量化数据加以验证,容易造成较大误差。③项目缺少对无形成果的评价。

点评专家:姚　遥　羊红玉

案例十五

缩短严重创伤患者在急诊抢救室滞留的平均时间

一、选题背景

(一)严重创伤患者在急诊抢救室停留时间延长问题突出

20多年来,急诊抢救室过度拥挤一直是一个日益严重的全球性危机,其中严重创伤患者的长时间滞留尤为突出[1]。它表明患者对紧急服务的需求与急诊抢救室和医院现有资源之间存在不平衡[2]。近年来,投入产出模型被用来分析严重创伤患者的长时间滞留的原因[3]。最主要的原因是输出因素或通道阻塞等导致患者由急诊抢救室转往重症病房的时间延迟。澳大利亚急诊医学学院将通道阻塞定义为无法在8小时内将急诊患者转移到住院病床上[4-6]。因通道阻塞而延迟就诊的患者消耗了急诊抢救室有限的资源,而其他患者则一直在等待评估和治疗。虽然许多研究分析了延长住院时间(length of stay,LOS)的因素,但大多数数据其实来自相同的美国数据库(国家医院门诊医疗调查,National Hospital Ambulatory Medical Care Survey,NHAMCS)[7-8]。

(二)缩短严重创伤患者在急诊抢救室滞留的时间有助于患者及时接受重症医学的专科照护

既往研究认为,严重创伤患者在抢救室滞留的时间过长是影响严重创伤患者预后的危险因素[9],并成为提高紧急救护质量的一个关键领域[10]。该研究认为,为了让这类患者得到及时的重症医学照护和加快医生做出诊疗决策的速度,可以对患者从入院到住院的各个时间进行分段分析,来确定影响每个时间段的决定因素,然后基于证据引入干预措施。近年来,一些干预措施已被用来缩短急诊抢救室严重创伤患者的等待和延误时间,包括:启动创伤应急小组;紧急、不定期举办跨学科团队合作培训;采用预检分流系统、快速通道单元和最长停留时间规则,如英国的4小时规则[11-12]。另外也有研究显示,缩短抢救室的滞留时间可以有效加快抢救室床位周转率,提高床位利用率。对医院整体来说,可以有效提高患者满意度,提高医院运营效率,提升医院品牌形象[13]。

因此,我们拟通过质量改进的方式,分析急诊抢救室严重创伤患者停留的平均时间,进而追踪和改善相关问题,为以后的工作奠定坚实的基础。

二、主题选定

1.严重创伤患者

严重创伤患者指 ESI 评级为 1—2 级的创伤患者。

备注:ESI,全称为 emergency severity index,即急诊严重指数。ESI 包括 5 级。其中,第 1 级患者为需立即复苏的患者,也包括到来时生理指标不稳定的所有患者。第 2 级患者为处于危重状态、合并精神症状(烦躁或嗜睡等)、合并剧烈疼痛(疼痛指数<7)或器官和组织损伤的患者。

2.抢救室停留时间(以 min 为单位)

抢救室停留时间指患者进入急诊到离开抢救室的时间,即从预检分诊、收入抢救室、创伤评估、完成诊疗并通知 EICU、离开抢救室的时间。

3.衡量指标

$$严重创伤患者在抢救室停留的平均时间=\frac{严重创伤患者在抢救室停留的总时间}{严重创伤患者在抢救室的人数}。$$

三、成立持续质量改进小组

本 PDCA 项目开始于 2017 年 8 月。持续质量改进小组由我院急诊医学科、质管科等多学科成员组成,致力于团队协作,进行医疗质量安全管理及持续改进。

四、明确现行流程和规范阶段

(一)作业流程简介

1.创伤患者的处置流程图说明

创伤患者的处置流程如右。

(二)现况把握

1.查检情况

查检时间(When):2017 年 8 月 1—31 日

查检方法(How):现场收集

查检对象(Who):当月所有严重创伤患者,共计 30 例

查检地点(Where):抢救室

查检人员(Who):李×、王×

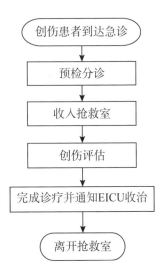

2.现况调查结论

2017 年 8 月 1—31 日,共调查急诊抢救室严重创伤患者 30 例,平均停留时间为(210.4±52.3)min。其中,停留时间主要发生在等待创伤重点超声评估(FAST)、等待床边 DR 检查、等待 EICU 病床等三个方面。

现状把握结果汇总($\overline{X}±s$)		
项目		平均时间(min)
到达急诊→预检分诊		3.2(2—5)
预检分诊→收入抢救室		3.4(2—6)
收入抢救室→完成创伤评估	等待创伤重点超声评估(FAST)检查时间	54.3(24—65)
	等待床边 DR 检查的时间	57.8(31—69)
完成创伤评估→完成诊疗并通知 EICU 收治		36.6(10—46)
完成诊疗并通知 EICU 收治→离开抢救室		86.4(46—98)

(三)目标设定

1.目标值设定

将严重创伤患者在抢救室停留的平均时间缩短至 150min。

2.目标值设定的理由

2017 年 8 月,我院严重创伤患者在抢救室停留的平均时间为(210.4±52.3)min。结合国内外文献研究和现况把握结论,经持续质量改进小组讨论,最后将目标值定为 150min。其中,从到达急诊至预检分诊的时间为 5min,完成预检分诊到收入抢救室的时间为 5min,入抢救室后等待创伤重点超声评估(FAST)的时间为 35min,等待床边 DR 检查的时间为 35min,完成创伤评估到完成诊疗并通知 EICU 的时间为 30min,等待 EICU 病床的时间为 40min。

五、问题的根本原因分析

(一)原因解析图

小组成员通过充分的头脑风暴,利用鱼骨图从物、环、法等方面进行原因分析,具体如下。

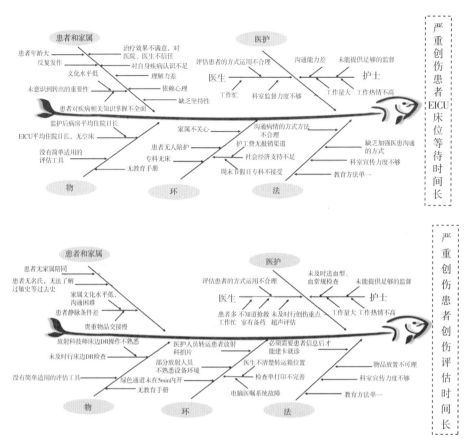

（二）原因确认

小组成员根据原因进行投票，最终确定主要原因有 4 项，分别为未及时行创伤重点超声评估（FAST）、抢救室床边 DR 检查使用率低、EICU 及监护后病房平均住院日长和科室监督力度不够。

六、对案拟定

小组成员通过头脑风暴，针对主要原因提出改善对策，并从对策方案的可行性、经济性、效益性几个方面进行评价，最终以 80/20 法则确定改善对策。问题原因及改进对策如下。

问题点	原因	对策方案	评价			总分	采纳
			可行性	经济性	效益性		
严重创伤患者创伤评估时间长	未及时行创伤重点超声评估(FAST)	建立急诊创伤评估 Checklist 表并进行培训,确保创伤评估快速完成	40	40	40	120	√
		加强创伤重点超声评估(FAST)培训,并获得超声使用资质	40	38	40	118	√
		提高急诊科医生应用创伤重点超声评估(FAST)的意识	40	26	24	90	
		抢救室配备专门的超声人员	22	26	35	83	
		建立创伤重点超声评估(FAST)备班人员机制	30	26	24	80	
	床边 DR 检查利用率低	建立急诊创伤评估 Checklist 表并进行培训,确保创伤评估快速完成	40	40	40	120	√
		对放射科技师进行培训,提高床边 DR 检查的利用率	40	40	36	116	√
		定期检查和维护床边 DR 设备的配置	24	30	35	89	
		对急诊科人员进行 DR 设备使用的告知及宣传	20	30	35	85	
		提前准备床边 DR 设备	26	24	30	80	
		定专人负责检查监督	26	23	32	81	
	EICU 及监护后病房平均住院日长	建立专用床位配置机制,以备紧急收治严重创伤患者	40	40	37	117	√
		科室每月有专人负责检查监督平均住院日的数据,将每月 EICU 及监护后病房的平均住院日作为医疗组成员的考核指标,与个人年终考核挂钩	40	40	35	115	√
		提前与患者及其家属沟通	24	30	30	84	
		将需要康复的患者转至康复科	20	28	38	86	
		多科室及部门加强合作沟通	20	36	26	82	

续表

问题点	原因	对策方案	评价			总分	采纳
			可行性	经济性	效益性		
严重创伤患者创伤评估时间长	科室监督力度不够	科室每月有专人负责检查监督平均住院日的数据,将每月EICU及监护后病房的平均住院日作为医疗组成员的考核指标,与个人年终考核挂钩	40	40	37	117	√
		抢救室、EICU及监护后病房床位均由同一医疗组负责,由组长负责统一调配床位	24	24	32	80	

备注:全体成员就每一评价项目,依可行性、经济性、效益性指标进行对策选定。评价方式:优:5分,可:3分,差:1分。有8名成员参与评分,总分120分,按80/20法则,将得分96分以上的选为实施对策。经过同类项归并,共选出5个对策。

七、"Plan"阶段

(一)制订改进计划

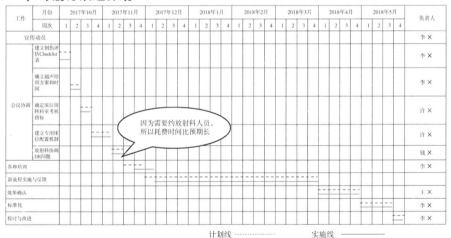

(二)数据收集方式

利用科室创伤数据库汇总严重创伤患者在抢救室的停留情况,并进行数据分析和反馈。

八、"Do"阶段

(一)加速创伤评估

1. 建立急诊创伤评估 Checklist 表并培训

设计并使用严重创伤患者急诊评估 Checklist 表,对严重创伤患者按照高级创伤生命支持(advanced trauma life support,ATLS)规范进行创伤评估及救治。按照 Checklist 表逐项进行操作与核对,确保创伤评估快速完成,并减少不规范操作引起的伤害和风险,同时也便于质量监控及管理。

通过科室各种讲课及模拟演练,加强对抢救室严重创伤患者评估的学习。2018 年共有 476 人次参与培训,并且建立微信交流平台,促进科室成员之间相互沟通。

2. 急诊医生获取超声资质,提高创伤重点超声评估(FAST)执行率

2017 年,分批次对本科室医生进行超声培训,完成培训后获得由国家卫健委颁发的超声资质。将超声培训纳入急诊科住院及专科医师培训教学计划。严重创伤患者创伤重点超声评估由急诊科医生完成,执行率由 53% 上升至 100%。

3. 提高床边 DR 检查的及时率

抢救室配备床边 DR 设备,加强对放射科技师的设备操作培训。对创伤团队成员进行培训,使其知晓快速启动床边 DR 检查的流程。等待床边 DR 检查的时间从原来的 57.8min 下降至 22.6min,等待时间下降了 60.90%。

(二)加速转入 EICU 及监护后病房

1. 建立专用床位备用机制

在 EICU 及监护后病房均设置专用床位,以备紧急收治严重创伤患者。

2. 建立医疗组考核制度

科室每月有专人负责检查监督平均住院日的数据,将每月 EICU 及监护后病房的平均住院日作为医疗组成员的考核指标,与个人年终考核挂钩。EICU 的平均住院日从 8.9 天下降到 7.5 天,下降率 15.73%。

九、"Check"阶段

(一)项目改善前后的停留时间数据及数据追踪

1. 严重创伤患者在抢救室停留的平均时间由 210.4min 缩短到 147.3min。

2. EICU 的平均住院日由 8.9 天下降到 7.5 天,监护后病房的平均住院日由 7.4 天下降到 6.4 天。

(二)严重创伤患者抢救成功率提高

严重创伤患者抢救成功率由 91.03％上升至 94.15％。

(三)经济及社会效益

2018 年,通过该项目的实施,为严重创伤患者节省医疗费用共计 52 万元。并且急诊医护人员的工作效率提高了,严重创伤患者及其家属对医护人员的满意度也提高了,满意度由原来的 92.89％上升至 96.15％。

十、"Action"阶段

(一)修订了多发伤抢救制度流程

在原有的多发伤抢救流程制度中,要求医护人员按照多发伤患者 ATLS 规范处置规范对严重创伤患者进行创伤评估,其中包括创伤重点超声评估以及床边 DR 检查,形成标准化的严重创伤患者处理流程。

(二)建立急诊创伤评估 Checklist 表

建立急诊创伤评估 Checklist 表,逐项进行操作与核对,确保创伤评估快速完成。

(三)制订创伤及创伤重点超声评估教学培训计划

根据急危重症超声辅助教材制定标准化培训要求,每月举行 1～2 次住院医师及专科医师培训,并将其纳入专科医生分层递进培养方案中。

十一、检讨与巩固

现阶段数据统计依赖人工收集,下一步将时间节点纳入信息系统,利用信息化手段来收集数据。EICU 预留专用床位仍存在一定困难,计划下一步加强科室督导,严格执行专用床位制度,以备紧急收治严重创伤患者。DR 等待检查时间还有进一步改进,计划下一步与放射科沟通参照急会诊处理,放射科医生在 10min 内到达床边。我科缩短严重创伤患者在抢救室停留的平均时间取得较好效果,下一步我们计划缩短严重创伤患者在抢救室手术前准备的时间。目前,该项目的数据仍旧在持续监测中,效果稳定。

参考文献

[1] Australasian College for Emergency Medicine. Policy document-standard terminology[J]. Emerg Med (Fremantle),2002,14(2):337-340.

[2] Institute of Medicine,Committee on the Future of Emergency Care in the United States Health System. Hospital-Based Emergency Care:At the

Breaking Point. Washington, D. C. : National Academy Press, 2006.

[3] Asplin BR, Magid DJ, Rhodes KV, et al. A conceptual model of emergency department crowding[J]. Ann Emerg Med,2003,42(5): 173—180.

[4] Forero R, Hillman KM, McCarthy S, et al. Access block and ED overcrowding[J]. Emerg Med Australas,2010,22(5): 119—135.

[5] Richardson D, Kelly AM, Kerr D. Prevalence of access block in Australia 2004—2008[J]. Emerg Med Australas,2009,21(4): 472—478.

[6] Paoloni R, Fowler D. Total access block time: A comprehensive and intuitive way to measure the total effect of access block on the emergency department[J]. Emerg Med Australas,2008, 20(3): 16—22.

[7] Bekmezian A, Chung PJ, Cabana MD, et al. Factors associated with prolonged emergency department length of stay for admitted children[J]. Pediatr Emerg Care,2011, 27(6): 110—115.

[8] Gardner RL, Sarkar U, Maselli JH, et al. Factors associated with longer ED lengths of stay[J]. Am J Emerg Med,2007,25(4): 643—650.

[9] Pines JM, Hollander JE. Emergency department crowding is associated with poor care for patients with severe pain[J]. Ann Emerg Med,2008,51 (1):1—5.

[10] Reid PP, Compton WD, Grossman JH, et al. Building a Better Delivery System: A New Engineering/Health Care Partnership[M]. New York: National Academies Press, 2005.

[11] Dinh M, Walker A, Parameswaran A, et al. Evaluating the quality of care delivered by an emergency department fast track unit with both nurse practitioners and doctors[J]. Australasian Emergency Nursing Journal,2012,15(4):188—194.

[12] Hallas P,Ekelund U,Bjornsen LP,et al. Hopingfor a domino effect: A new specialty in Sweden is a breath of fresh air for the development of Scandinavian emergency medicine[J]. Scand J Trauma Resusc Emerg Med,2013,21(4):26—29.

[13] Ye L, Zhou G, He X, et al. Prolonged length of stay in the emergency department in high-acuity patients at a Chinese tertiary hospital[J]. Emerg Med Australas, 2012,24(6): 634—640.

本案例由浙江大学医学院附属第二医院提供。
主要团队成员:张茂、李强、吕娜、陈俐娜、王理

专家点评

　　本案例围绕严重创伤患者在抢救室停留的平均时间是改善紧急救护质量的一个关键领域,进行问题剖析、追踪和改善,有助于患者及时接受重症医学的专科照护,对业内同行具有借鉴意义与推广价值。

　　本案例采用 FOCUS-PDCA 手法,从现况把握、目标设定、原因解析和对策拟定方面制定出五大对策实施 PDCA 质量改进。通过建立急诊创伤评估 Checklist 表,提高创伤重点超声评估执行率,提高床边 DR 检查的及时率,建立专用床位备用机制,建立医疗组考核制度,缩短严重创伤患者在抢救室停留的平均时间。严重创伤患者在抢救室停留的平均时间由 210.4min 缩短至 147.3min。在实施患者监护后,住院日由 7.4 天下降到 6.4 天。获得了良好的社会效益。

　　本案例可以从以下几点获得进一步提升:主题选择如有相关检查标准、标杆医院数据为参考,其目标设定依据会更充分;鱼骨图各层次隶属关系的逻辑性有待加强。

点评专家:叶丽卡　杭汉强

案例十六

缩短急性缺血性脑卒中患者溶栓门药时间(DNT)

一、团队概况

急急圈成立于 2012 年,本次圈活动的成员分别来自急诊科、神经内科、护理部、放射科、检验科、信息科等,形成了多部门共同协作的致力于医疗质量与安全管理及医院品质持续改进的团队。

二、选题背景

(一)指南要求

静脉溶栓是目前急性缺血性脑卒中的公认有效的治疗方案,在各国指南中均为Ⅰ级推荐[1-3]。循证医学研究证实,给药时间越早,患者 90 天的神经功能恢复越好[3]。《中国急性缺血性卒中诊治指南 2014》明确指出,溶栓门药时间(door-to-needle time,DNT)即从急诊接诊到开始溶栓,争取在 60min 内。

(二)文献查证

1. "十二五""双 20"目标,即 DNT 小于 60min 的患者比例提高到 20%,急性缺血性脑卒中接受溶栓治疗的患者比例提高到 20%。

2. 国 GWTG 项目[4]数据库显示,DNT 每减少 15min,急性缺血性脑卒中患者在院死亡率降低 5%。

3. SITS—澳大利亚及赫尔辛基溶栓登记研究[5]显示,总体上溶栓延误每减少 1min,接受溶栓患者的健康生活增加 1 天。

三、主题选定

2017 年 1—7 月,本院等级评审办公室、医务部等多部门督查发现,本院急性缺血性脑卒中患者静脉溶栓平均 DNT 为 71.15min,高于国家诊治指南要求的 60min。

面对我院目前与指南、标准的差距，小组成员通过头脑风暴，确定本期的主题为"缩短急性缺血性卒中患者溶栓门药时间（DNT）"。

衡量指标：DNT，即急性缺血性脑卒中患者从急诊接诊到开始用静脉溶栓药物治疗的时间。

通过 QC-STORY 适用判定，判定结果为问题解决型品管圈。

四、计划拟订

根据活动计划的起止时间，圈员们拟订了本次活动计划甘特图实际运行中，由于现况把握阶段的样本量问题，所以活动时间顺延了一个星期。

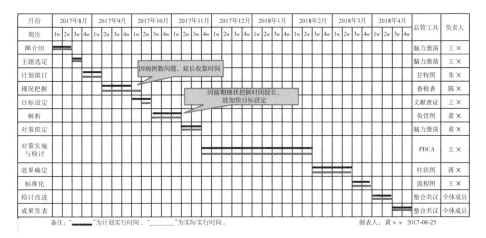

五、现况把握

圈员们梳理了现有的溶栓流程，并通过全员头脑风暴，利用分层法，制定出查检表。

(一)改善前溶栓流程

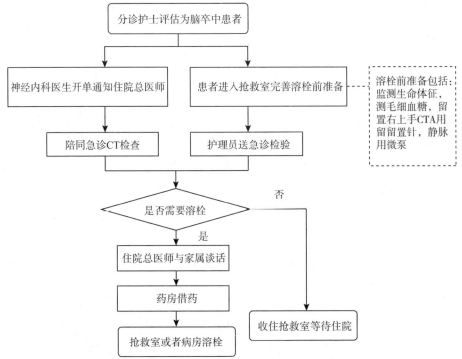

作业说明:
1.分诊护士判断为时间窗内脑卒中患者,分诊为一级。
2.对于经神经内科专科医生再次判断为卒中的患者,呼叫住院总医师,陪同做CT。
3.患者家属同意进行静脉溶栓,则患者可在抢救室或者病房溶栓。
注:虚线框内为本期活动改善重点。

（二）缺血性脑卒中患者溶栓查检

姓名_____　性别____年龄____门诊号_____住院号___		
就诊方式：□救护车　　□自行来院		
项目	执行时间	备注
患者到达急诊的时间		
急诊神经内科医生接诊的时间		
开具检查单的时间		
缴费完成的时间		
卒中小组到达的时间		
送CT的时间		
送血标本的时间		
CT返回抢救室的时间		
检验结果回报的时间		
谈话结束的时间		
患者或家属签字同意溶栓的时间		
开始溶栓的时间		
溶栓地点	□急诊□病房	
DNT		
送DSA的时间		
记录人：_____年____月____日		

　　第一，由经过"卒中患者诊疗关键时间节点记录"同质化培训的抢救室护士，对从进入急诊分诊开始到静脉溶栓药物注入静脉进行全程跟踪，根据查检表，用计时器记录各时间节点。第二，每周末由圈员对查检表信息进行汇总。2017 年 8 月 23 日—9 月 21 日，全程跟踪急性缺血性脑卒中静脉溶栓患者 32 例，DNT 平均为 73.9min。第三，根据现有流程，我们对 5 例溶栓患者进行了标准化控制演练，将溶栓时间进行分阶段统计，计算出模拟演练的时间为 51.4min，并作为标准时间。第四，对 DNT 超过 52min 的患者进行关键时间节点的分阶段分析。根据查检表对 26 例 DNT 超过 52min 的患者进行数据分析归纳，画出柏拉图，根据 80/20 法则，得出本期活动的改善重点为病房溶栓等待时长、缴费完成时长和溶栓准备阶段时长。

急诊科急性缺血性脑卒中静脉溶栓患者的 DNT 查检表汇总						
名称	DNT 各阶段	实际平均时间（min）	模拟演练时间（min）	浪费时间（min）	浪费时间百分比（％）	浪费时间累计百分比（％）
病房溶栓等待时间	家属签字同意后转运至溶栓床位开始溶栓的时间	10.8	3.6	7.2	32.00	32.00
缴费完成时间	从医生开单至缴费完成	9.9	3.0	6.9	30.67	62.67
溶栓准备阶段	护士建立静脉通路、采血、送 CT 等待检查结果、卒中小组到达、谈话、家属签字、医生借药、等待床位	26.8	21.3	5.5	24.44	87.11
准备送检阶段	从缴费完成至送检阶段	6.1	4.0	2.1	9.33	96.44
CT 完成时间	从送 CT 至返回抢救室	15.1	14.5	0.6	2.67	99.11
接诊阶段	预检分诊、医生接诊、开单完成	5.2	5.0	0.2	0.89	100.00
总计		73.9	51.4	22.5	100.00	

改善前 DNT 各时段柏拉图

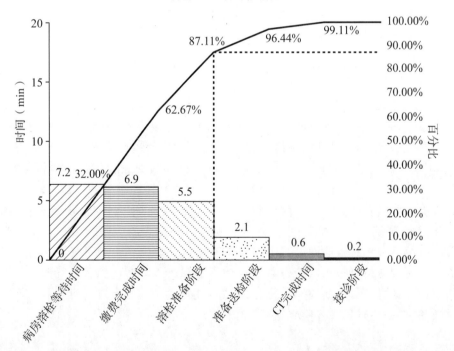

六、目标设定

(一)指标管理

《中国急性缺血性脑卒中诊治指南 2014》提出,对疑似脑卒中患者在到达急诊室后 60min 内完成评估并做出治疗决定,要求 DNT 在 60min 内。

(二)模拟演练时间

5 例患者模拟演练时间为 51.4min。在模拟演练过程中,各部门人员配置相对充足,配合紧密。

(三)目标设定

基于上级期望、圈员自我挑战等因素,将 DNT 模拟演练时间 52min 作为此次活动的目标值,期待比目前的 73.9min 缩短 21.9min,缩短幅度为 29.63%。

七、解　析

全体圈员通过头脑风暴分析 DNT 过长的原因,绘制出特性要因图。并按照经验法则,对缴费完成时间、病房溶栓等待时间、溶栓准备时间长的原因进行投票表决,选出 18 项要因,并将这 18 项要因重新返回临床。2017 年 10 月 9—22 日,根据查检表对收集到的 12 例脑卒中静脉溶栓患者进行现场查检,对收集到的数据进行统计,绘制柏拉图,根据 80/20 法则得出真因。

(一)等待时间长的原因分析鱼骨图

解析—缴费完成时间长

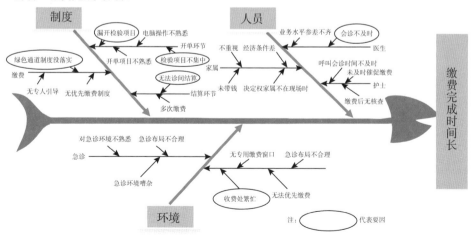

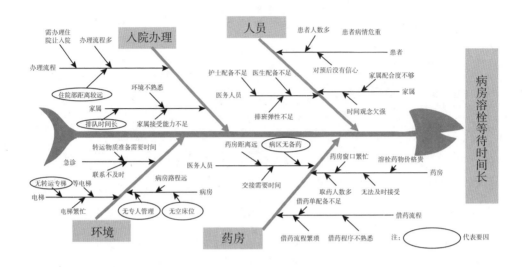

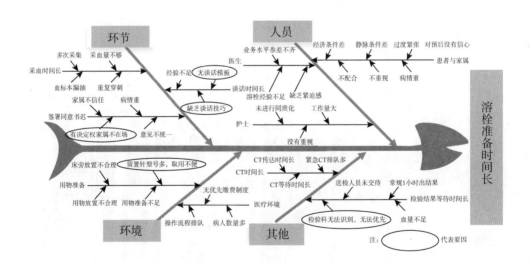

（二）真因验证柏拉图

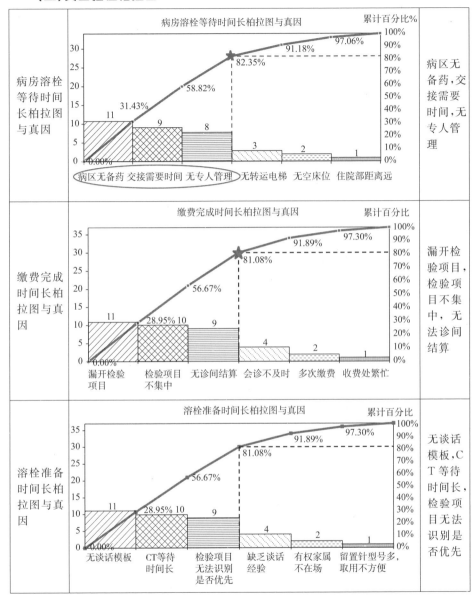

八、对策拟定

　　针对真因,圈员依据头脑风暴共提出 25 条对策,按照可行性、经济性、效益性进行打分,遵循 80/20 法则,选出 9 条可实施对策,合并同类项,得出五大对策群组,缺血性脑卒中静脉溶栓门药时间过长对策拟定汇总具体如下。

要因	说明	对策实施	评价					提案人	实施时间	负责人	对策编号
			可行性	经济性	效益性	得分	采纳				
A:病区无备药	急诊及药房内备溶栓药物	A1:急诊及药房内备溶栓药物	31	27	21	79		王×			
		A2:配备溶栓专用车,内放溶栓药物和物品等	41	37	35	113	★	朱×	2018年1月22日—2月19日	王×	对策五
		A3:电话通知药房人员,将溶栓药物下送到病房	27	25	23	75		黄×			
B:交接需要时间	将病人送至病房,转运及与病房护士交接需要时间	B1:直接在抢救室内进行溶栓	37	35	39	111	★	王×	2018年1月22日—2月19日	王×	对策五
		B2:事先电话通知病房护士	29	27	25	81		徐×			
		B3:提前通知电梯	25	27	29	81		朱×			
C:无专人管理	无专人管理,护士工作忙时无暇顾及	C1:配备卒中护士,全程陪同管理	35	37	39	111	★	王×	2018年1月22日—2月19日	王×	对策五
		C2:抢救室设立专用床位	33	37	31	101		符×			
D:漏开检验项目	急诊神经内科医生对溶栓检验项目不能全面了解	E1:检验项目套餐化,并进行培训	37	35	39	111	★	王×	2017年12月25日—2018年1月7日	陈×	对策三
		E2:急诊神经内科医生群体针对开单熟练程度进行群体培训,定期考核	29	25	27	81		黄×			
		E3:在开单电脑旁张贴纸条提醒	31	25	37	93		蒋×			
E:检验项目不集中	检验项目电子开单不集中	D1:与信息科沟通将检验项目集中,套餐化	37	41	37	115	★	徐×	2018年1月8—21日	陈×	对策三
		D2:开发溶栓资讯系统	31	33	37	101		黄×			

续表

要因	说明	对策实施	可行性	经济性	效益性	得分	采纳	提案人	实施时间	负责人	对策编号
F:无法诊间结算	从入院到溶栓药物使用需要多次缴费	F1:告知医生开单相对集中	27	29	31	87		朱×			
		F2:完善绿色通道流程,对缺血性脑卒中患者开通绿色通道,先诊疗,后付费	29	27	29	85		王×			
		F3:对于怀疑有缺血性脑卒中的患者,可通过健康台州 APP 推广,手机终端支付	35	37	39	111	★	陈×	2018 年 1 月8—21 日	王×	对策四
G:无谈话模板	溶栓医生谈话临时发挥,内容不一	G1:进行谈话医生座谈会或培训,制定谈话模板演示文稿(PPT)或视频	35	41	37	113	★	王×	2017 年 12 月11—24 日	王×	对策二
		G2:制作纸质的"溶栓谈话主要内容"表格,分发给家属或患者	25	27	25	77		黄×			
H:CT等待时间长	CT 检查不能及时,需等待	H1:院部协调,制定溶栓患者检查优先制度	37	39	37	113	★	王×	2018 年 1 月22 日—2 月19 日	王×	对策五
		H2:事先电话通知CT 室,由卒中团队或医护人员陪同	39	25	37	101		徐×			
I:检验项目无法识别是否优先	溶栓标本及其他各辅助检查无特殊识别标识	I1:在开单系统中添加醒目标识	25	27	29	81		陈×			
		制作醒目溶栓标识,督促溶栓标识的有效使用	37	37	39	113	★	王×	2017 年 11 月27 日—12 月10 日	朱×	对策一

评分说明:全体圈员就每一评价项目,依可行性、经济性、效益性进行评分,优 5 分,可 3 分,差 1 分,总分 135 分,根据 80/20 法则,108 分以上的为可行性对策。

五大对策群组如下。对策群组一：制作溶栓识别标识，并督促使用。对策群组二：制作溶栓谈话模板，进行医生培训。对策群组三：急诊医生站检验项目信息套餐化。对策群组四：与信息科联动，实现诊间结算。对策群组五：配备溶栓专用车，卒中护士全程跟踪，实现在 CT 室内溶栓。

九、对策实施

(一)制作溶栓识别标识，并督促使用

1. 实施时间为 2017 年 11 月 27 日—12 月 10 日。

2. 在溶栓患者每支血标本上贴上标识，以便检验科识别。在溶栓患者前胸贴上溶栓标识，以便放射科识别。

标本溶栓标识

患者溶栓标识

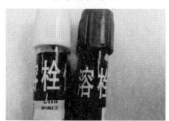
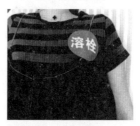

3. 2017 年 11 月 30 日，完成溶栓标识制作并且投入使用。2017 年 12 月 1—10 日，收急性缺血性脑卒中患者 11 例，血化验结果回报时间由 42min 缩短至 31min，CT 检查时间由 15min 缩短至 3.5min。效果显著，确认该对策为有效对策。

(二)制作溶栓谈话模板，进行医生培训

制作溶栓谈话模板，进行医生培训，以使谈话更同质化。

1. 实施时间为 2017 年 12 月 11—24 日。

2. 2017 年 12 月 15 日，完成溶栓谈话模板 PPT 制作。

3. 2017 年 12 月 18 日，通过对神经内科医师溶栓谈话模板的培训并进行考核，培训到课率为 100%，考核合格率为 100%。2017 年 12 月 15—20 日，记录缺血性脑卒中患者 6 例，谈话时间由改善前的 8.6min 缩短至 5.2min。通过问卷调查发现，家属对谈话的认知为 4.45 分，满分为 5 分。经效果确认，该对策为有效对策。

(三)急诊医生站检验项目信息套餐化

急诊医生站检验项目信息套餐化实现一键勾选，节约开单时间，避免漏开。

1. 实施时间为 2017 年 12 月 25 日—2018 年 1 月 7 日。

2. 2017 年 12 月 27 日，信息科完成检验项目套餐化。急诊医生站检验套餐如下。

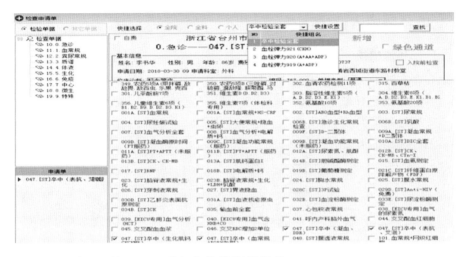

3.2017 年 12 月 28 日，进行集体培训并操作。

4.2017 年 12 月 28 日—2018 年 1 月 7 日，急性缺血性脑卒中患者 10 例，医生开单时间由改善前的 7.9min 缩短至 2.5min。经效果确认，该对策为有效对策。

（四）与信息科联动，实现诊间结算

1.实施时间为 2018 年 1 月 8—21 日。

2.2018 年 1 月 10 日，完成诊间结算安装并进行培训，督促使用，同时通过健康台州 APP 推广使用。患者可在手机终端支付，让患者实现真正只跑一次。缴费完成时间由改善前的 9.9min 缩短至 2.25min。并且进行满意度调查，满意度提高至 97.9%。经效果确认，该对策为有效对策。

（五）配备溶栓专用车，卒中护士全程跟踪，实现在 CT 室内溶栓

1.实施时间为 2018 年 1 月 22 日—2 月 19 日。

2.改善前，我们需要到急诊药房借药，将患者送至病区溶栓，流程耗时过长。

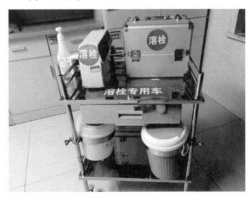

3.改善后，配备溶栓专用车，卒中护士全程陪同；符合溶栓指征的患者经医生谈话签字后直接在 CT 室内开始接受溶栓治疗。溶栓准备阶段的时长由改善前的 26.8min 缩短至改善后的 15.2min，溶栓等待时间由 10.8min 缩短至 4.12min。经效果确认，该对策为有效对策。

十、效果确认

(一)有形成果

1. 在实施五大对策群组后,平均 DNT 由改善前的 73.9min 降至改善后的 44.1min,达到目标值(52min)。

2. 通过品管圈活动,团队顺利达到了目标,并将相关制度流程标准化。改善后溶栓流程如下。

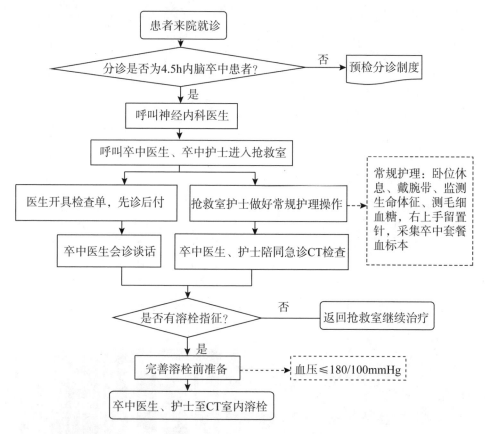

(二)无形成果

经过本期圈活动,圈成员解决问题和沟通协调等能力都有明显提高。无形成果雷达图如下。

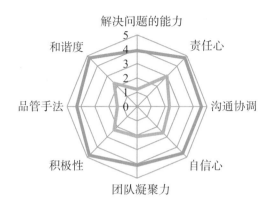

（三）附加效益

1.2017 年,我院进入全国急性缺血性脑卒中静脉溶栓前 50 强的名单;2018 年,通过了国家综合卒中中心的评审。

2.开展新技术、新项目 2 项,即机械取栓及支架植入术,一站式 CT(头颅 CT 平扫＋灌注＋CTA)。

3.发表相关论文 1 篇,并获得 2018 年台州市第四届自然科学学术一等奖。

4.本次质量改进活动项目获得 2019 年浙江省医院品管圈大赛综合组银奖。

十一、检讨与改进

总结本次质量改进活动,我们发现,建立多部门协作团队有利于有效沟通、共同协作,实现流程改进,达到预设目标。当然,本次项目我们也遗留了一些问题,比如患者及其家属不能早期识别脑卒中症状,溶栓时间窗内就诊、人工计时有误差等。针对这些遗留问题,我们开发应用脑卒中管理系统,配备时间节点扫描枪,使时间记录更准确和可追溯。

目标数据在持续监测中,DNT 仍在理想范围内。

参考文献

[1] 中华医学会神经病学分会.中国急性缺血性脑卒中诊治指南 2014[J].中华神经科杂志,2015,48(4):246－257.

[2] Jauch EC，Saver JL，Adams HPJr，et al. Guidelines for the early management of patients with acute ischemic stroke：A guideline for healthcare professionals from the american heart association/american stroke association [J]. Stroke，2013，44(3)：870－947.

[3] Hacke W，Donnan G，Fieschi C，et al. Association of outcome with early stroke treatment：pooledanalysis of ATLANTIS，ECASS，and NINDS 11-

PA stroke trials [J]. Lancet，2004，363：768－774.

[4] Hacke W，Kaste M，Bluhmki E，et al. for the ECASS investigators. Thrombolysis with Alteplase 3 to 4.5 hours after acute ischemic stroke [J]. N EngI J med，2008，359：1317－1329.

[5] Lyden P. Thrombolytic therapy for acute stroke－not a moment to lose [J]. N EngI J Med，2008，359：1393－1395.

本案例由台州市第一人民医院提供。
团队主要成员：王卫芬、黄丽丽、王安琪、王鹏、黄丹江

专家点评

　　静脉溶栓是目前急性缺血性脑卒中公认有效的治疗方案。该项目是以缩短急性缺血性脑卒中患者溶栓门药时间（DNT）为主题开展的问题解决型品管圈活动，对于降低脑卒中患者致死率和致残率具有重要的临床意义。同时，DNT 为三级甲等医院的考核指标之一，主题选择理由充分。在项目实施中，建立了多学科合作团队，查检方法正确，用 DNT 实际平均时间与 DNT 模拟演练时间差值的累计百分比做柏拉图，根据国家诊治指南要求并结合实际演练制定切实可行的目标，对策拟定头脑风暴充分，实施效果显著，达到预期目标，且附加效益明显，同时标准化有章可循，效果持续良好，工具应用科学，数据分析可靠，对同行具有较好的参考意义。

　　优化建议

　　1.目标设定可根据圈能力等进行测算，与模拟演练时间进行对比后，综合评估确定。

　　2.流程图描述不够全面，如：没有改善问题点（缴费部分）、改善重点标识不正确、未包括溶栓准备过程且没有改善前后流程图对比。

　　3.根据有效对策群组二，建议建立"急性脑梗死动静脉溶栓谈话模板"，并将其列入标准化部分。

点评专家：叶丽卡　杭汉强

案例十七

运用 FMEA 降低新生儿被盗、新生儿抱错的风险

一、选题背景

医疗风险可以发生在医院的各个环节和部门。风险管理将医疗风险事后处理、事中应对提前到事前防范,因为预防的成本是最低的。失效模式及效应分析(failure mode and effects analysis,FMEA)是一种前瞻性的风险管理方法。我们运用 HVA 和 FMEA 进行全院风险管理,以期发现潜在的高风险环节,降低医疗差错。

二、主题选定

风险管理委员会对全院高风险环节进行风险评估,选出新生儿被盗、新生儿抱错作为我院的最高风险项目。高风险环节进行风险评估表如下。

风险类别	风险项目	严重程度 1~5	可能性 1~5	风险系数
战略	1.医改指标的政策要求	4	2	8
	2.民营医院市场份额的增加	2	2	4
	3.等级医院评审标准的变化	4	3	12
运营 (临床管理流程)	2.病区药品发放	1	4	4
	3.植入物管理流程	1	2	2
	4.手术安全核查	4	1	4
	5.急诊手术流程	5	2	10
	6.病理标本管理	3	3	9
	7.检验危急值报告流程	5	1	5

续表

风险类别	风险项目	严重程度	可能性	风险系数
		1～5	1～5	
运营（临床管理流程）	8.自我给药管理	2	4	8
	9.患者自带药品管理	4	2	8
	10.药物医嘱管理	4	3	12
	11.药物配置管理	4	3	12
	12.长期医嘱给药流程	4	2	8
	13.临时医嘱给药流程	5	2	10
	14.新生儿防盗	5	3	15
	15.新生儿防抱错	5	3	15
	16.手术知情同意	4	3	12
财务	1.医保报销拒绝支付			0
	2.病案首页费用信息不准确	2	3	6
	3.植入物收费差错	3	2	6
	4.欠费逃费	2	3	6
合规	1.看诊专家未注册在本院	2	2	4
	2.合同缺少质量指标监测	3	3	9
	3.实习人员超范围执业	4	3	12
	4.抗菌药物分级管理	3	3	9
	5.化疗药物权限管理	3	3	9
	6.精麻药品权限管理	4	2	8
	7.手术权限管理	4	2	8
声誉	1.医疗事故造成的负面影响	4	1	4
	2.服务投诉造成的负面影响	3	3	9
	3.医托冒充本院专家	4	1	4
	4.信息瘫痪导致服务延迟	4	2	8

三、团队组建

通过 FMEA 团队组建工作表[1]，确定保卫科科长为团队组长，由医务部、护理部、质管科、保卫科、信息科、总务科及产科等科室骨干人员组建多科室联动的 FMEA 团队，明确各成员的任务分工，并明确目标。FMEA 团队组建工作表如下。

FMEA编号：<u>2018-07-001</u>
开始日期：<u>2018-7-1</u>
完成日期：<u>2018-12-31</u>
团队成员：<u>吕×、沈×、却×、陈×、王×、唐×、凌×、杜×、沈×</u>
领导者：<u>吕×</u>
谁负责做记录和保存记录？<u>沈×</u>
1.FMEA的范围是什么？包括所研究的流程或产品的明确定义。
　<u>从新生儿娩出到新生儿离院。</u>
2.是否有所有受影响区域的代表？（勾选一项）
　　是☑　否□　采取行动：_____
3.是否有不同知识水平和知识类型的代表？（勾选一项）
　　是☑　否□　采取行动：_____
4.是否包含顾客和供应商？（勾选一项）
　　是□　否☑　采取行动：<u>通过出院调查获得相应信息</u>
5.该团队负责FMEA的哪一方面？
　　FMEA分析☑
　　改进建议☑
　　改进的实施☑
6.FMEA的预算是多少？<u>26.1万元人民币</u>
7.该项目是否有截止期限？<u>有。2018年12月31日</u>
8.团队成员是否有具体的时间限制？<u>因临床医护白班工作忙碌，所以团队小组会议时间一般需定于傍晚。</u>
9.如团队需要扩大到这些边界以外，有哪些规程？<u>由保卫科征集团队意见，汇总意见后上报分管院长，分管院长报院办会讨论和审批，审批后通过。</u>
10.如何将FMEA传达给其他人？<u>团队小组会议、保卫科例会、职能科长会议、院周会、成果发表大会。</u>

四、流程梳理

梳理出从新生儿娩出到新生儿离院的各个子流程。新生儿分娩过程流程图如下。

```
1.产妇入院
  1A 开住院单
  1B 办理入院手续
  1C 入住病区
  1D 评估与产程观察
  1E 产前准备、术前准备

2.进入分娩室/手术室
  2A 送产妇到产房/手术室
  2B 进入产房/手术室，交接、核对
  2C 分娩前评估/手术前评估
  2D 分娩：核对产妇信息及录入新生儿信息
  2E 护士给新生儿佩戴腕带
  2F 采集产妇拇指印、新生儿脚印
  2G 产后观察：顺产，母婴同室；剖宫产，新生儿由助产士、
  家属接回母婴同室，或转NICU

3.进入母婴同室
  3A 顺产，新生儿随母亲一同回到病房；剖宫产，新生儿先回病房
  3B 助产士与病区护士、家属核对信息，交接
  3C 剖宫产，产妇回病房
  3D 母婴同室
  3E 访客探视
  3F 新生儿外出洗澡
  3G 产妇外出检查，开具出生证
  3H 新生儿转NICU（如有）

4.出院
  4A 医生开出院单
  4B 家属办理出院手续
  4C 新生儿洗澡，核对信息，宣教后离院
```

五、找出失效模式与后果

通过头脑风暴和矩阵分析，找出失效模式，其中包含人为错误、设备问题、沟通困难与物品错置等，并具体描述失效发生的方式，如损坏、遗失、错误、污染等，找出失效后果。

六、找出高风险失效模式

(一)风险评估

通过权重打分[2]，从严重度、发生率、可检测度三个维度，运用评分量表（香港管理局. HKHA Specimen Risk Register Ver1. 1 2004 版本）对所有子流程进行风险评估，评价风险优先级得分。

1."严重度、发生率、可检测度"评分量表

严重度评分量表			发生率评分量表				可检测度评分量表			
等级	描述	定义	等级	描述	概率	定义	等级	描述	概率	定义
1	轻微影响或没有影响	被服务的患者察觉不到,并不会影响流程	1	极少发生至不存在	1/10000	不发生或鲜为人知;这种状况不可能发生	1	确定能检测到	10/10	几乎总是立即检测到
2		.	2				2			
3	轻度影响	可能对被服务的患者造成影响,并将对流程产生一些影响	3	可能性小	1/5000	可能发生,但是没有已知数据,这种状况会在个别情况中出现,但是概率很小	3	较大可能性	7/10	可能检测到
4			4				4			
5	中度影响	可能对被服务的患者造成影响,并将对流程产生重大影响	5	中等可能性	1/200	有记录,但很少;这种状况以合理的概率出现	5	中等可能性	5/10	检测可能性中等
6	轻度损伤	将对被服务的患者造成影响,并对流程产生重大影响	6				6			
7			7	较大可能性	1/100	有记录,也很频繁;这种状况的出现非常有规律,和(或)这种状况会在合理的时间内出现	7	较小可能性	2/10	不可能检测到

续表

严重度评分量表			发生率评分量表				可检测度评分量表			
等级	描述	定义	等级	描述	概率	定义	等级	描述	概率	定义
8	严重损伤	将对被服务的患者造成严重损伤,并对流程产生重大影响	8				8			
9			9	一定会发生	1/20	有记录,几乎可以肯定;在长期典型的步骤或环节流程中,这种状况的出现不可避免	9	几乎可以肯定无法检测到	0/10	任何情况均不可能检测到
10	灾难性影响;永久性功能损害或死亡	极其危险,失效将导致被服务的患者死亡,并对流程产生重大	10				10			

2. 各子流程风险优先级评价表

产妇入院							
序号	主流程/子流程	失效模式	后果	评价			
				严重度	可能性	检出率	风险优先级
				①:1~10	②:1~10	③:1~10	④=①×②×③
1	1A 开住院单	1A1 信息泄露	被不法人员盯上	1	2	8	16
2	1B 办理入院手续	1B1 信息泄露	被不法人员盯上	1	2	8	16
3	1C 入住病区	1C1 信息泄露	被不法人员盯上	1	2	8	16
4	1D 评估与产程观察	1D1 安全宣教不到位	产妇、家属安全意识薄弱	7	5	2	70
5	1E 产前准备、术前准备	1E1 产妇信息准备错误	婴儿信息错误	8	2	2	32

新生儿娩出							
序号	主流程/子流程	失效模式	后果	评价			
				严重度	可能性	检出率	风险优先级
				①：1~10	②：1~10	③：1~10	④＝①×②×③
1	2A 送产妇到产房/手术室	2A1 产妇信息核对错误	新生儿信息错误	8	2	2	32
2	2B 进入产房/手术室、交接、核对	2B1 产妇信息核对错误	新生儿信息错误	8	2	2	32
3	2C 分娩前评估/手术前评估	2C1 产妇信息核对错误	新生儿信息错误	8	2	2	32
		2C2 书写字迹潦草	新生儿信息错误	9	7	2	126
4	2D 分娩：核对产妇信息及新生儿信息	2D1 产妇、婴儿信息核对错误	新生儿信息错误	8	2	2	32
		2D2 书写字迹潦草、书写错误	新生儿信息错误	9	7	2	126
5	2E 护士给新生儿佩戴腕带	2E1 书写字迹潦草、书写错误	新生儿信息错误	9	7	2	126
		2E2 性别书写错误	新生儿信息错误	10	1	2	20
6	2F 采集产妇拇指印、新生儿脚印	2F1 多人同时分娩时信息采集错误	新生儿信息错误	8	6	2	96
		2F2 多人同时分娩时婴儿抱错	新生儿信息错误	10	3	2	60
7	2G 产后观察：顺产母婴同室；剖宫产新生儿由助产士、家属接回，母婴同室，或转 NICU	2G1 多人同时分娩时婴儿抱错	新生儿信息错误	10	3	2	60
		2G2 冒充家属	新生儿丢失	10	2	9	180

		新生儿交接					
序号	主流程/子流程	失效模式	后果	评价			
				严重度	可能性	检出率	风险优先级
				①：1～10	②：1～10	③：1～10	④＝①×②×③
1	3A 顺产新生儿随母亲一同回到病房,剖宫产新生儿先回病房	3A1 多人同时分娩时婴儿抱错	新生儿错误	10	3	2	60
		3A2 冒充家属	新生儿丢失	10	2	9	180
2	3B 助产士与病区护士、家属核对信息,交接	3B1 信息核对错误	新生儿错误	8	2	2	32
3	3C 剖宫产产妇回病房	3C1 婴儿抱错	新生儿错误	8	2	2	32
4	3D 母婴同室	3D1 外来人员乘虚抱走婴儿	新生儿丢失	10	3	9	270
5	3E 访客探视	3E1 外来人员乘虚抱走婴儿	新生儿丢失	10	3	9	270
6	3F 新生儿外出洗澡	3F1 婴儿抱错	新生儿错误	8	2	2	32
		3F2 腕带脱落	新生儿错误	8	8	1	64
7	3G 产妇外出检查,开具出生证	3G1 外来人员乘虚抱走婴儿	新生儿丢失	10	3	9	270
8	3H 新生儿转NICU(如有)	3H1 门禁失效	新生儿被盗	3	5	3	30

		新生儿离院					
序号	主流程/子流程	失效模式	后果	评价			
				严重度	可能性	检出率	风险优先级
				①：1～10	②：1～10	③：1～10	④＝①×②×③
1	4A 医生开出院单	4A1 婴儿抱错	新生儿丢失	1	2	8	16
2	4B 家属办理出院手续	4B1 婴儿抱错	新生儿丢失	1	2	8	16
3	4C 新生儿洗澡,核对信息,宣教后离院	4C1 婴儿抱错	新生儿丢失	10	3	9	270

(二)风险管控

根据风险分析矩阵设定,将"严重度×可能性×检出率(风险优先级得分)≥125"的项目列入优先管控范围。

子流程	失效模式	后果	评价			
			严重度	可能性	检出率	风险优先级
			①: 1~10	②: 1~10	③: 1~10	④=①×②×③
3D 母婴同室	3D1 外来人员乘虚抱走新生儿	新生儿丢失	10	3	9	270
3E 访客探视	3E1 外来人员乘虚抱走新生儿		10	3	9	270
3G 产妇外出检查,开具出生证	3G1 外来人员乘虚抱走新生儿		10	3	9	270
4C 新生儿洗澡,核对信息,宣教后离院	4C1 新生儿抱错		10	3	9	270
2G 产后观察:顺产,母婴同室;剖宫产,新生儿由助产士、家属接回,母婴同室,或转 NICU	2G2 交接给错误的对象		10	2	9	180
3A 顺产,新生儿随母亲一同回到病房;剖宫产,新生儿先回病房	3A2 交接给错误的对象		10	2	9	180
2C 分娩前评估、手术前评估	2C2 书写字迹潦草	新生儿信息错误	9	7	2	126
2D 分娩:核对产妇及新生儿信息	2D2 书写字迹潦草、书写错误		9	7	2	126
2E 护士给新生儿佩戴腕带	2E1 书写字迹潦草、书写错误		9	7	2	126

七、确定失效模式的根本原因

将九个高风险项归纳成三个表面原因——"外来人员乘虚抱走""交接给错误的对象""身份识别出错",运用"五个 Why"的方法,得到三大根本原因"缺少门禁流程""缺少辨识流程""身份识别载体的清晰度差"。根本原因对比分析图示如下。

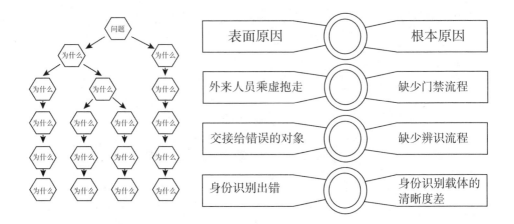

八、根本原因改进方案拟定

针对三大根本原因,团队再次进行头脑风暴,拟定改进方案。根据所选定的方案,讨论和分析方案的可行性、有效性,确定最佳方案。

子流程	失效模式	根本原因	最佳方案确定	
母婴同室期间安保	外来人员乘虚抱走	缺少门禁管理	病区安装门禁,进行探视管理	√
			每个房间安装门禁,刷卡进出	×
			每个房间安装监控探头	×
与家属交接	交接给错误的对象	缺少交接对象辨识流程	交接对象身份核查	√
			雇用指定的家政保姆	×
新生儿身份识别	新生儿身份识别出错	身份识别载体的清晰度差	新生儿机打腕带	√
			新生儿电子病历	√
			新生儿信息电子牌	×

九、运用PDCA,实施新流程

(一)病区安装门禁,进行探视管理

改善前:全院各病区电梯厅及安全出入通道都没有安装门禁,患者及其家属可以随时、随意地进出病区。

选定对策:全院各病区安装门禁,并制定和实施门禁管理制度。

尤其对于产科病区,严格执行门禁管理,同时升级安保措施。白天,我们配备专职保安管理门禁,家属出入均需出示家属证;夜间,我们对产科家属进行宣

教，一般不允许随意出入，若急需出入，必须由产科护士识别家属身份无误后才能开放门禁。

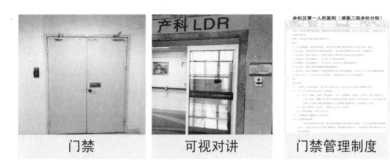

门禁　　　　　　可视对讲　　　　　门禁管理制度

(二)快速有效地辨识新生儿家属

改善前：没有任何辨识家属的工具，毫无措施，防卫黑洞。

选定对策：给产妇家属制作家属证。提前预防，使成本最低。在家属证背页做温馨提示，家属凡需要接触新生儿，都需要向护士出示家属证。并根据流程制定家属管理制度。

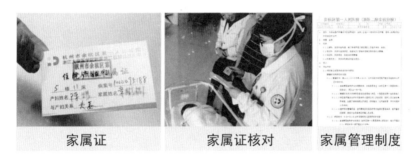

家属证　　　　　　家属证核对　　　　家属管理制度

(三)正确识别新生儿身份

改善前：新生儿腕带手写，字迹容易花；字迹清晰程度的个人差异很大；腕带细小，文字常常写不下；在忙碌或急救时，字迹易混乱和歪扭。

选定对策：腕带信息电子化打印。在产房和手术室安装了腕带打印机，新生儿出生后，直接将信息录入打印并给新生儿佩戴上。腕带上显示新生儿母亲的姓名和新生儿的姓名，出生日期（精确到秒），新生儿的病案号、二维码，以及母亲的病案号。

给每一位新生儿分配病案号，病案号是唯一的。新生儿的身份信息在全院打通，病历显示连续可及，所有的表单、化验单全部电子化信息报告和查询。

为此,根据新生儿身份辨识的流程,重新修订了全院患者身份辨识制度。

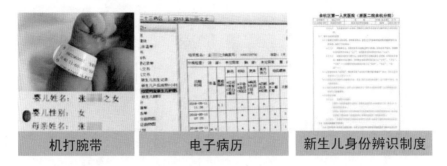

机打腕带   电子病历   新生儿身份辨识制度

十、效果确定

对子流程及失效模式中排前 9 位的高风险项进行再次评价,对风险优先级进行前后对比。对比前后风险优先级得分发现,这些风险优先级评分均大幅度下降,说明风险得到了有效控制,证明改进有效。

子流程	失效模式	评价				再评价			
		严重度	可能性	检出率	风险优先级	严重度	可能性	检出率	风险优先级
		1～10	1～10	1～10	①×②×③	1～10	1～10	1～10	①×②×③
3D 母婴同室	3D1 外来人员乘虚抱走新生儿	10	3	9	270	10	1	2	20
3E 访客探视	3E1 外来人员乘虚抱走新生儿	10	3	9	270	10	2	3	60
3G 产妇外出检查,开具出生证	3G1 外来人员乘虚抱走新生儿	10	3	9	270	10	1	4	40
4C 新生儿洗澡,核对信息,宣教后离院	4C1 新生儿抱错	10	3	9	270	10	1	1	10

子流程	失效模式	评价				再评价			
		严重度	可能性	检出率	风险优先级	严重度	可能性	检出率	风险优先级
		1~10	1~10	1~10	①×②×③	1~10	1~10	1~10	①×②×③
2G 产后观察:顺产,母婴同室;剖宫产,新生儿由助产士、家属接回,母婴同室,或转 NICU	2G2 交接给错误的对象	10	2	9	180	10	1	6	60
3A 顺产,新生儿随母亲一同回到病房;剖宫产,新生儿先回病房	3A2 交接给错误的对象	10	2	9	180	10	1	6	60
2C 分娩前评估、手术前评估	2C2 书写字迹潦草	9	7	2	126	9	1	1	9
2D 分娩:核对产妇及新生儿信息	2D2 书写字迹潦草、书写错误	9	7	2	126	9	1	1	9
2E 护士给新生儿佩戴腕带	2E1 书写字迹潦草、书写错误	9	7	2	126	9	1	1	9

十一、附加效益

1.改进后,新生儿被盗和被抱错风险系数由原来的 15 下降到 5,风险有效降低,产妇能更安心地在产后快速康复,产科医护能更安心地将精力投注于对产妇和新生儿的照护。

2.新生儿腕带字迹清晰后,医务人员之间的抱怨减少了,并且扫描腕带可实现身份辨识、给药、操作。因此,医务人员新生儿身份辨识、给药错误的不良事件报告数由原来的每月 12 件下降到每月 3 件,身份辨识的平均速度缩短了 4 秒,工作效率也得到了提升。

3.我们也将这项风险管控措施推广到 NICU 和儿科,使得 NICU 和儿科的患儿被盗及被抱错的风险显著降低。

4.在熟练运用FMEA管理工具的过程中,我们的团队得到了历练,积累了丰富的管理工具应用知识和经验,团队间的信任度也提高了。后来,在总务科、保卫科的一些项目中,我们也应用FMEA管理工具进行改进,例如危化品管理、数字后勤等。

参考文献

[1] McDermott RE,Mikulak RJ,Beauregard MR. The Basics of FMEA[M]. New York:Productivity Press,2009.

[2] 香港医院管理局.HKHA Specimen Risk Register Ver1.1 2004.

由杭州市余杭区第一人民医院提供
主要团队成员:袁红、唐坚、却岗、沈慈慧、沈伟

专家点评

本项目通过风险管理委员会,对全院高风险环节进行严重度、频度、危险程度评估,确定将新生儿被盗、新生儿抱错作为最高风险项目。本项目支持新生儿安全和满意度改善,通过全流程梳理,对所有潜在故障模式的严重度、频度、检测难度进行评分,根据RPN计算结果,确定临界值为125,从而找出"交接给错误的对象"等潜在故障模式及所有故障原因。确定对策实施,采用信息技术等进行改进,使所有RPN值有所降低,均低于120。

本案例可从以下几点获得进一步提升:项目目标可设定重要的"过程KPI",如新生儿交接身份识别率等,便于日后改进有效性验证。FMEA分析过程可进一步聚焦问题,完善评价的科学性与合理性,最大限度地降低流程的风险。

点评专家:朱玲凤